A BELEZA DO CORPO NA DINÂMICA DO ENVELHECER

Pedro Paulo Monteiro

Coleção Envelhecer e Viver

A BELEZA DO CORPO NA DINÂMICA DO ENVELHECER

GUTENBERG

Copyright © 2008 by Pedro Paulo Monteiro

CAPA E PROJETO GRÁFICO
Diogo Droschi
(Sobre imagem de John Henley/CORBIS)

EDITORAÇÃO ELETRÔNICA
Tales Leon de Marco

REVISÃO
Ana Carolina Lins Brandão

Todos os direitos reservados pela Autêntica Editora. Nenhuma parte desta publicação poderá ser reproduzida, seja por meios mecânicos, eletrônicos, seja via cópia xerográfica sem a autorização prévia da editora.

AUTÊNTICA EDITORA LTDA. /GUTENBERG
BELO HORIZONTE
Rua Aimorés, 981, 8º andar . Funcionários
30140-071 . Belo Horizonte . MG
Tel: 55 (31) 3222 68 19
Televendas: 0800 283 13 22
www.autenticaeditora.com.br

Dados Internacionais de Catalogação na Publicação (CIP)
(Câmara Brasileira do Livro, SP, Brasil)

Monteiro, Pedro Paulo
　　A beleza do corpo na dinâmica do envelhecer /
Pedro Paulo Monteiro. — Belo Horizonte: Gutenberg, 2008.
　　— (Coleção Envelhecer e Viver ; 2)

ISBN 978-85-89239-55-4

1. Aparência pessoal 2. Beleza - Aspectos sociais 3. Envelhecimento 4. Gerontologia 5. Histórias de vida 6. Velhice I. Título. II. Série.

08-05908

CDD-612.67
NLM-WT 104

Índices para catálogo sistemático:
1. Envelhecimento : Gerontologia : Ciências médicas 612.67

Sumário

pág. 07	Envelhecer e Viver
pág. 17	Introdução
pág. 29	Encenando a personagem
pág. 49	A máscara do palhaço
pág. 65	A competição da beleza
pág. 83	Os sensíveis contemplam a beleza
pág. 95	Envelhecer inspira beleza
pág. 109	O feio exilado
pág. 131	O sublime

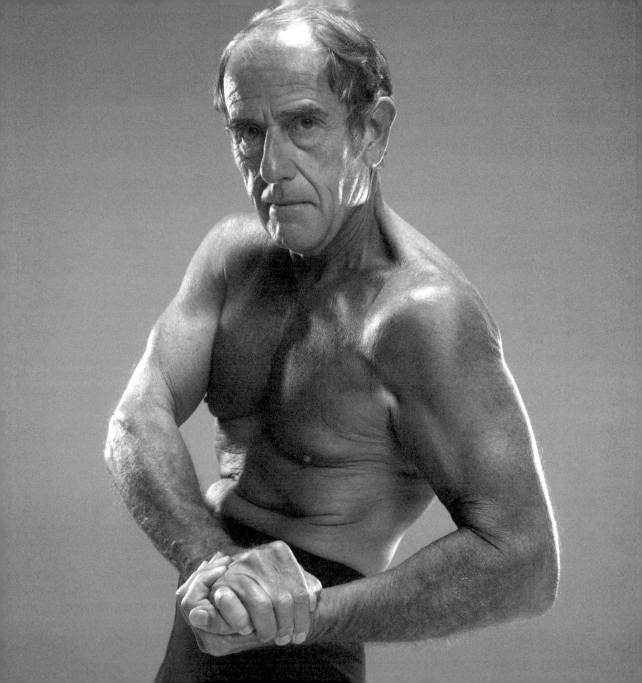

Envelhecer e Viver

> Época triste a nossa em que é mais difícil quebrar um preconceito do que um átomo.
>
> Albert Einstein

Estamos de volta neste segundo volume da coleção **Envelhecer e Viver** com uma nova questão: a beleza e o envelhecimento. Talvez algumas pessoas pensem que discutir a beleza no processo de envelhecer seja contraditório, porque até então se acreditava que a beleza estaria reservada somente aos mais jovens. Todavia, se envelhecer é viver, por que não viver e com beleza?

Para quem já leu o primeiro volume: *Envelhecer ou morrer, eis a questão,* fique à vontade para ir direto à introdução. Contudo, creio ser válido rever a história dos macacos e suas crenças, ou mesmo tentar decifrar a imagem enigmática de Fechner. Para quem não conseguiu, seria uma boa oportunidade de tentar novamente.

Envelhecer é verbo, ação, continuidade. Envelhecer é transformação: ação além da forma. Tornamo-nos mais velhos a cada momento. Fomos diferentes no passado e seremos diferentes no futuro. Somos privilegiados pela capacidade incrível de mudança. Mudamos o rumo de nossa história pela ação do envelhecer, no presente, e isso nos conforta, pois não existe situação que não possa ser reconsiderada. É mais fácil compreender a transformação quando nos lembramos de nossa infância e nos olhamos agora como adultos. Somos e seremos formas diferenciadas na travessia do tempo. Mesmo assim, muitos ainda recusam a mudança, insistem na estabilidade ilusória. Mas se a vida é movimento, como podemos ter segurança? Nada é fixo, então viver pressupõe transformar-se. Somos seres irredutivelmente dinâmicos, produzindo a nós mesmos a todo o tempo. Como seres humanos, somos passagem e transcendência. Somos poesia; portanto, potência de criação.

Viveremos até alcançarmos o equilíbrio, então morreremos. O equilíbrio é a finitude do organismo. Nenhuma pessoa pode se tornar estátua de pedra, peça de museu, e mesmo assim acreditar que a vida continua. Ser uma obra de arte a fim de ser contemplado pelos outros é estar isolado no espaço, sozinho no tempo, e uma das piores situações é estar na expectativa de nada acontecer. O sentido de passagem é fundamental à dignidade humana. Indubitavelmente retornaremos ao pó da terra, e o vento nos conduzirá.

Há vinte anos me interesso pelo envelhecimento humano. Nesse tempo, muitos questionamentos surgiram, muitos deles foram solucionados com sucesso, e outros continuam sem resposta. Sempre fui fascinado pelo enigma humano, pois o humano é o incerto, o estranho, o instável, indecifrável em sua totalidade. As teorias acerca do envelhecimento são diversas, porém não passam de *insights* (visão interna). E o que são *insights*? Um modo de olhar o mundo, e não como ele de fato é.

Temos certeza de que as coisas que vemos são reais e apostamos que não existe o que não vemos. Mas, de fato, quem vê? O homúnculo (homem pequeno) em nosso cérebro, a alma imortal, o EU psicológico?

Com o invento da fotografia em 1816, pelo francês Joseph Nicéphore Niépce (1765-1833), o mundo deixou de ser o que era. Passamos a capturar imagens e assim acreditar na possibilidade de reter o mundo, nossa história, em fotogramas. Durante muito tempo acreditou-se que o sistema visual era semelhante a uma máquina fotográfica: a pupila seria o diafragma, o cristalino seria a lente objetiva, a retina seria o filme e os receptores sensoriais – cones e bastonetes – seriam os elementos químicos presentes na película fotográfica. A máquina podia registrar tudo o que a lente captasse. Porém, as coisas não são tão simples assim. Parece que não somos tão livres para ver o que podemos ver, dependemos de nosso sistema de crenças. Isto é, olhamos mais com as nossas crenças do que com os próprios olhos.

Ao olhar o desenho na próxima página, você momentaneamente terá dificuldades em saber o que ele esconde. A imagem é do cientista alemão Gustav Theodor Fechner (1801-1887), um dos fundadores da psicologia experimental. No fim de 1830, escreveu vários artigos na área da percepção e complementaridade, subjetividade das cores, psicofísica. Há muito tempo desejamos saber se o que sabemos é de fato o que sabemos. Será que podemos confiar em nossa percepção? A dúvida será sempre o motor a nos propiciar avanço.

Até eu dizer que existe a imagem do rosto de um homem no centro do desenho talvez você não tenha conseguido ver. Talvez tenha perdido um tempo enorme para ver o rosto da pessoa. Mesmo que eu diga o que a figura mostra talvez você ainda não consiga enxergar. Você terá dificuldades até se convencer. Quando for convencido, o desenho saltará aos seus olhos.

Será mesmo que existe a imagem de um rosto ou eu estou apenas construindo uma crença para você?

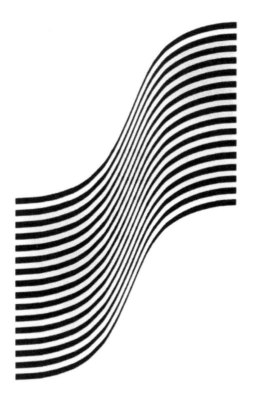

O que é e qual é o problema da crença? A crença é um ponto de vista (*insight*). Baseado nesse ponto de referência, nós colecionamos verdades. O problema está no *como* construímos nossas verdades. Não fazemos isso sozinhos, as crenças são produzidas coletivamente: nas predileções dos pais, nas influências da mídia, nos interesses políticos, nas pressões de colegas, nas interferências culturais, educacionais, religiosas. São tantas influências que ao estarmos mais velhos já não sabemos se pensamos por nós mesmos.

Costumamos dar mais importância às informações que sustentem nossas crenças e, em decorrência de um turbilhão de informação que recebemos o tempo todo, atualmente simplificamos tudo, tornamo-nos mais superficiais. Mas a questão é que quando nos afastamos do senso crítico e caímos no senso comum temos a tendência de sofrermos mais. Sem uma investigação sistemática e uma avaliação conscienciosa dos diversos temas de nossa vida ficamos suscetíveis àquilo que esperamos e queremos ver. E se tomamos nossas decisões baseadas em nossas crenças, não raro, podemos nos magoar.

A idéia de escrever esta coleção **Envelhecer e Viver** foi para tentar iluminar cantos escuros de temas relevantes acerca do envelhecimento e da velhice. Serão diversos temas abordados, cada tema em um livro separado. Esta coleção não pretende dar soluções aos problemas vivenciados pelas pessoas mais velhas ou ensinar pessoas mais novas receitas para "envelhecer bem". Se envelhecer é viver, e o humano é um todo complexo, seria um equívoco criar métodos para se viver melhor. Contudo, creio que a reflexão seja um importante instrumento para construir uma vida repleta de experiências com qualidade. Ao descobrirmos nossas verdadeiras dificuldades, podemos saber também quais são os limites que impomos a nós mesmos. Muitas vezes não avançamos na vida por acreditarmos em demasia em nossas crenças.

Gostaria de compartilhar uma história interessante que ilustra bem o problema das crenças. Alguns autores afirmam que tal história é baseada em uma pesquisa cientifica, feita em laboratório. Porém, como não encontrei referências fidedignas, prefiro me abster da responsabilidade e contar a história da minha maneira.

Era uma vez cinco macacos em uma floresta. Eles eram observados por homens que queriam conhecer mais sobre o comportamento. Numa noite, sem que os macacos vissem, foi colocado em uma das árvores um apetitoso cacho de bananas. Na manhã seguinte, quando os macacos acordaram, logo um macaco esperto avistou as bananas e sem pestanejar subiu para pegá-las. Quando o macaco iniciou a escalada pela árvore, os homens esguicharam água fria nos quatro macacos que haviam permanecido no chão. Sempre que o macaco esperto subia para pegar as bananas, ele não somente comia sozinho todas as bananas como também não era atingido pela água fria, só os outros macacos sofriam com o banho frio. Certo dia, quando o macaco acordou e tentou subir para pegar as bananas, os outros macacos já estavam preparados para não deixá-lo cumprir o feito e avançaram em direção a ele, enchendo-o de pancadas. Depois de tanto apanhar, o macaco desistiu de vez de subir na árvore. Todos os macacos sofriam a tentação das bananas, mas nenhum deles tinha coragem de subir naquela árvore.

Certa noite, um dos homens retirou o macaco esperto e o substituiu por um outro macaco. Na manhã seguinte, a primeira coisa que o novato fez foi tentar subir na árvore, mas os outros macacos deram uma surra nele. Depois de outras tentativas e novas surras, o macaco desistiu finalmente de tentar pegar as bananas. Mais um substituto foi colocado na floresta, retirando-se mais um dos macacos antigos, e a mesma situação foi verificada. O mais surpreendente dessa vez foi observar que o primeiro substituto participava com entusiasmo da pancadaria do novato. Um terceiro foi colocado, e a mesma situação ocorreu. Um quarto, e afinal o último dos cinco macacos iniciais foi substituído, e a história se repetiu.

Agora, na floresta, havia um grupo de cinco macacos que nunca tinha sofrido com a água fria, mas mesmo assim surrava o macaco atrevido que tentasse subir na árvore.

Se fosse possível perguntar a um deles por que eles batiam em quem tentasse pegar as bananas, talvez ele dissesse: "Não sabemos por que surramos quem tenta subir na árvore, mas as coisas por aqui sempre foram dessa maneira".

A história dos macacos revela aspectos semelhantes aos do comportamento humano. Temos a tendência de acreditar somente naquilo que nos interessa, enxergamos mais com os olhos de nossas crenças e, não raro, resistimos renovar o aprendido. O grande filósofo Bertrand Russel dizia: "O homem é um animal crédulo e precisa acreditar em algo; na ausência de bons fundamentos para a sua crença, ele se satisfará com os maus".

Quando não exercitamos a reflexão com uma boa fundamentação, ficamos sujeitos a acreditar inteiramente na opinião infundada dos outros. Às vezes perguntamos a alguém por que ele acredita em algo tão ilógico; a resposta costuma ser simples e direta: "Porque aprendi assim".

De todos os assuntos, nunca ouvi tantas asserções equivocadas como no quesito envelhecimento. Como o tema está em voga, principalmente os meios de comunicação costumam tratá-lo de modo impensado, descabido, incompetente. Mas não é só a mídia que comete imperícias, também os profissionais que trabalham com as pessoas mais velhas, as famílias, as instituições religiosas, o mercado farmacêutico, a indústria antienvelhecimento. Enfim, a sociedade em geral tem uma crença arraigada sobre o envelhecimento, e, infelizmente, essa crença não é nada positiva. Portanto, se somos produtos e produtores de uma cultura, é urgente que o assunto não fique nas mãos de amadores, e muito menos nas mãos dos aproveitadores do "novo filão", como alguns costumam denominar.

Caminhamos para uma nova realidade, um país com grande número de pessoas acima de 60 anos de idade. Por isso está na hora de construirmos novas lentes, com a finalidade de examinar antigas crenças a respeito do envelhecer. Sem ressignificar crenças, podemos cair no abismo da melancolia da velhice, no sofrimento da repressão ao prazer, na solidão dos quartos dos fundos, na limitação da expressão da vida, na doença destrutiva do corpo, na ruína de uma morte indigna.

A coleção **Envelhecer e Viver** pretende desenvolver novos espaços de reflexão e, com mais perspicácia, compreender as temáticas acerca desse processo inexorável. Para isso, foram escolhidos temas relevantes como tempo, memória, sexualidade, desapego, finitude, religiosidade, corpo, beleza. Para compor esse cenário, serão acrescentadas narrativas de vidas reais e fábulas cujas mensagens auxiliarão na reflexão.

Trabalhar com histórias de vida é um espaço privilegiado da Gerontologia. Uma nova ciência que se articula com as diversas outras ciências para compreender o fenômeno do envelhecimento humano. Desde o início de minha carreira profissional atendendo pessoas acima de 60 anos e, após finalizar o meu mestrado em Gerontologia, venho colhendo histórias de vida. Pretendo trazê-las aqui e compartilhá-las com você. Todos adoram contar histórias, criar ficções, dar poderes imaginativos à existência. As histórias nos desafiam a compreender a tecedura humana. Quanto mais velhos, mais complexos. Somos verdadeiros tecelões a tecer laços de relacionamento com outros. Assim, sustentamo-nos pelo conhecer, que é, na verdade, o próprio processo de viver e envelhecer.

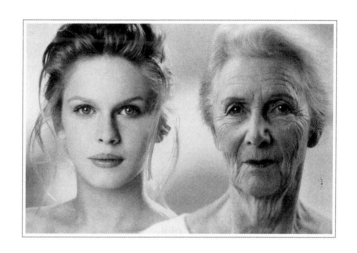

A BELEZA DO CORPO NA DINÂMICA DO ENVELHECER

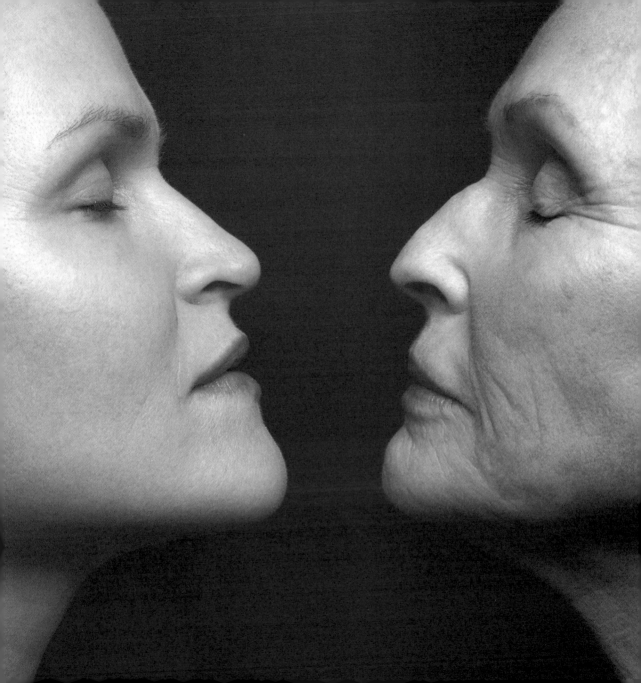

Introdução

> Construa sua vida sobre tijolos.
> Viva uma vida de verdade
> E verá uma vida de verdade quando olhar para trás.
> Viva uma vida de fantasia
> E verá ilusão quando olhar para trás.
>
> Deng Ming-Dao

Vivemos a era da simulação da beleza. Nunca foi tão fácil retocar o corpo para ser aquilo que o modelo exige. A indústria estética fornece as máscaras de acordo com o gosto do freguês; a computação gráfica transforma o corpo humano em imagem virtual desejante. É feito de tudo para que a aparência esteja compatível com a norma estética. As leis são claras, quem não obedecer padecerá sob os olhares cínicos e excludentes. E para não ser julgado, é preciso acompanhar e assimilar as receitas da moda. Ninguém quer ficar à deriva por ser incapaz de seduzir. Se o feio é aquilo que desagrada – e ninguém quer desagradar –, então é necessário pagar o alto preço da beleza simulada.

Os métodos de embelezamento avançaram na mesma proporção do temor das pessoas em não conseguirem alcançar o ideal de beleza. Nunca foi tão difícil ter de manter a beleza física em meio a tantas obrigações diárias. Antes a mulher tinha o papel de cuidar da casa, dos filhos, e se embelezava para esperar o marido cansado depois de um dia de trabalho. O homem, por outro lado, não se preocupava com a própria beleza, apenas em ter a força necessária para adquirir o sustento da família. A realidade mudou bastante, o homem passou a ter de construir um corpo sedutor, consumir produtos cosméticos e dividir a força do trabalho com o levantamento de pesos nas academias para adquirir músculos torneados e fortes. A mulher continuou a cuidar dos filhos, da casa e do marido, e também a trabalhar fora, estudar mais, dormir menos, e ainda assim evitar as olheiras, reduzir a transpiração para não manchar a roupa, manter uma postura ereta e elegante, falar de modo educado e coerente sem perder a pose, usar roupas justas e sapatos apertados para estar na moda, e sofrer as dores no corpo durante horas a fio.

A atitude estética tanto dos homens quanto das mulheres passou a ser constantemente fiscalizada, e o medo de estar fora do padrão se tornou uma obsessão. As pessoas mais velhas que antes pensavam em ter apenas uma vida tranqüila e feliz, cuidando do jardim e da própria história com o objetivo de preservarem a tradição familiar e os valores culturais, passaram a correr atrás dos elixires da juventude eterna, com a finalidade de manter o orgulho e a sensação de serem bem-sucedidas. Por outro lado, as pessoas mais velhas que conseguiram descobrir outros sentidos para a vida e, portanto, decidiram abandonar a regra desse jogo, rompendo com os grilhões dessa estética vigente, foram condenados ao ostracismo.

É difícil vencer um jogo em que todos jogam contra você. Muitos velhos conseguem resistir durante algum tempo, até o momento em que eles não suportam mais a pressão externa, e para não entrarem em conflito, acabam cedendo, vestindo uma nova fantasia. Mesmo que a pessoa mais velha opte por estar em casa, distante dos olhares cruéis dos vigilantes da boa aparência, sempre haverá um membro da família, um amigo ou vizinho que insistirá para que ela tome uma atitude, pois a regra é "se cuidar".

A beleza se tornou uma questão de saúde pública. Para se adquirir beleza é preciso se cuidar. É preciso também buscar terapias para melhorar a aparência. Quem nunca ouviu falar nos *tratamentos de beleza*? Será que a beleza precisa ser tratada? O feio, pelo olhar alheio, passou a ser considerado um doente necessitado de cuidados? Mas o que é ser feio ou bonito? A questão é muito complexa. A beleza se tornou seita cuja presença impreterível de seus membros é freqüentemente solicitada. Se os mais velhos estão em casa e, por motivos de doença, não podem sair, eles precisam pelo menos colocar um adereço qualquer, pintar o rosto, usar um perfume marcante, estar prontos para receber uma visita que eventualmente possa chegar.

Lembro-me de Filomena, uma mulher de 87 anos de idade em processo demencial avançado, com sérias limitações físicas. Ela não conseguia andar sozinha, desconhecia a família, pedia café o tempo todo e falava sem parar. A taquilalia (aceleração da fala) era tão séria que ela só conseguia parar quando dormia ou se alimentava. Freqüentemente se engasgava porque falava, mastigava e tentava engolir o alimento ao mesmo tempo. A taquilalia é um quadro extremamente exaustivo para quem trabalha com pessoas demenciadas, porém mais extenuante ainda era ter de orientar a cuidadora que insistia em brincar de boneca com Filomena. Era o caso de Maria do Socorro, uma mulher de 68 anos de idade que passara a vida cuidando de pessoas doentes. Ela teve um destino bem comum entre os cuidadores de nosso país. Cuidou do pai e da mãe até morrerem, e por isso nunca se casou, e não teve tempo para ela, com uma infância violada pela responsabilidade de cuidar da casa e dos pais. Maria do Socorro era uma mulher intransigente, queria controlar tudo e todos. Quando eu chegava para atender Filomena, do lado de fora do apartamento já sentia o forte cheiro de perfume. Obviamente que a fragrância era boa, porém a quantidade que Maria do Socorro punha em Filomena era insuportável. Ela insistia em dizer que gostava de deixar suas pacientes bonitas – beleza era sinônimo de dignidade. A cena era surreal. Ao entrar, eu avistava Filomena vestida como uma boneca. Estava sentada no sofá, palestrando sozinha. No pescoço havia os mais variados tipos de colares, e eu tinha a impressão de que ela usava todos de uma só vez, com as bochechas pintadas de batom vermelho. Segundo Maria do Socorro, o vermelho dava uma "corzinha saudável". Para mim, ela parecia com um palhaço assustador de filme de terror. Cansava-me em ter de repetir o mesmo discurso, explicando que beleza e dignidade não implicavam em exageros. Dizia a ela para usar menos perfume, roupas mais leves e menos balangandãs. Foi muito difícil convencê-la a retirar a fantasia de Filomena. Maria do Socorro era teimosa e dizia que as mulheres precisavam se sentir belas para poder sobreviver. Ao escutar tal discurso, questionava os meus próprios conceitos de beleza. Será que era eu quem estava sendo teimoso em evitar que Filomena ficasse com uma aparência melhor? O que era uma aparência melhor? Enfim, decidimos que Filomena continuaria a usar a maquiagem, as roupas, etc., porém retiraria o perfume nos dias em que eu fosse atendê-la.

Maria do Socorro, com sorriso cínico de quem tudo aceita para mostrar que era uma pessoa de fácil convivência, concordou finalmente em não usar o perfume. Como era uma mulher a dar a última palavra, disse ironicamente que não pretendia me incomodar, que eu não sairia mais dali com o "bom" perfume de Filomena. Eu apenas agradeci e fui embora.

Ao chegar à rua, passei por três pessoas paradas que estavam conversando, duas mulheres gordas com cabelos crespos e alvoroçados, roupas sem qualquer combinação de cores, e um homem empolgado em revê-las. Não pude deixar de escutar: "Quanto tempo não vejo vocês. Vocês estão bonitas! Vocês estão fortes e chiques". Aquilo deveria ser alguma brincadeira do destino, e não pude conter minha indagação: Será que eu sabia o que era beleza?

Ao terminar a faculdade de fisioterapia, comecei a atender pessoas em seus domicílios. Atualmente a minha abordagem terapêutica visa o cuidado integral da pessoa. O principal foco é levar em consideração as dificuldades relacionais com o ambiente e com os outros. Relacionar-se é estar em ação, e para sustentarmos a vida precisamos preservar o movimento. A aparência é também um motivo para estar em relação.

Verifico comumente entre as mulheres mais velhas e menos doentes que eu atendo uma preocupação maior em estarem com uma boa aparência para me receber. A questão social da aparência está relacionada ao respeito. Quando nos apresentamos bem demonstramos deferência ao outro. Contudo, nem sempre a aparência significa respeito. Algumas vezes as máscaras denotam o vazio firmado sobre uma aparência ilusória (vaidade) e a necessidade em ostentar um disfarce para evitar exibir as "falhas" da velhice. Evidentemente, as mulheres velhas e bonitas continuam sendo as mais sinceras.

Não tenho dúvida de que as mulheres têm motivos de sobra para quererem impedir a exibição de suas marcas do tempo. Por exemplo, no livro *A história da beleza*, de Umberto Eco, é possível encontrar páginas e páginas dedicadas ao amor romântico cuja beleza das donzelas pode ser traduzida pelo "rosto amoroso, gentil e honesto"; da "luz brilhante do olhar; na maciez dos seios fartos e formosos"; na "graça dos movimentos"; na "leve curva sensível das coxas"; na "lisura da pele plácida"; nas "mãos cândidas e delicadas"; na "cabeleira de reflexos de ouro"; nos "lábios túmidos"; na "suavidade do hálito e no frescor da voz". A mulher bela é "concebida no céu para na terra se mostrar", como escrito por Dante Alighieri. Em nenhum momento é feito menção ao envelhecimento ou à velhice no livro. Por outro lado, no livro *A história da feiúra*, do mesmo autor, é mencionada a relação do feio com o velho em quase vinte páginas, seja nos textos de vários autores da literatura mundial, seja nas imagens de obras famosas. O feio é retratado como o "disforme e o desequilíbrio"; a "incompletude do conjunto como na boca desdentada do velho"; a "decadência física e moral" do envelhecimento; a "beleza em declínio que provoca dor e maldade"; as "bruxas e velhas curandeiras"; o "horror da idade com as faces encovadas e flácidas, cabeça calva, rosto rugoso"; o "corpo retorcido da velha decrépita". Charles Baudelaire descreve as velhas como "seres decrépitos, sutis e encantadores. Esses monstros já foram mulheres um dia". Também nos dois livros do autor fica evidente que a beleza da mulher é uma exigência muito maior do que a beleza dos homens.

A beleza é contextual e relativa, portanto de difícil conceituação. Na história encontramos muitos conceitos para a beleza. Diversos filósofos e artistas tentaram encontrar um meio de defini-la, porém nunca chegaram ao consenso. Alguns consideravam a beleza como a imitação da natureza, outros como a simetria entre as partes, a harmonia entre as coisas, aquilo que vai além do bem e do mal, objeto de satisfação, perfeição ligada ao bem, divina proporção, o verdadeiro e o justo, ordem e medida ideal.

É importante distinguir os termos BELEZA e APARÊNCIA. Atualmente as palavras são utilizadas como sinônimos, porém isso não é verdadeiro. A beleza é potência emocional, desencadeada pelas sensações e pelos sentimentos. Ela deflagra reações corporais que são totalmente incontroladas pela razão. Portanto, numa sociedade cujas pessoas parecem ter perdido a noção do próprio corpo é fácil compreender a incapacidade de sentir a beleza. Muitos acreditam que beleza é somente o agradável, porque a mídia interessada em vender seus produtos conseguiu incutir em todos nós uma profunda marca inconsciente (*imprint*). Sendo assim, as pessoas acham que a aparência agradável é uma virtude. Será que podemos confiar na aparência virtuosa de mulheres e homens das propagandas? Evidentemente que não, porque onde houver manipulação não pode existir virtude. Ninguém duvida que as imagens disponíveis na mídia hoje sejam manipuladas por recursos tecnológicos avançados, retocadas em programas de computador, com o objetivo de nos convencer em comprar uma idéia e, por conseguinte, um produto. Toda idéia é transformada em códigos mentais, que, por sua vez, serão reproduzidos nos códigos culturais. Por isso as pessoas acreditam fielmente que o objeto de desejo é uma necessidade para elas. Antes de se darem conta de que elas estão sendo enganadas pelos códigos virtuais, muitas pessoas já compraram a idéia daquilo que é bom e bonito, ruim e feio.

São as grandes marcas, principalmente, a determinar o modo "correto" de se pensar sobre algo. Por exemplo, você já reparou que as campanhas publicitárias de cerveja têm sempre um padrão semelhante? Mulheres loiras, magras e seminuas, tomando cerveja gelada numa praia. Isso nos faz concluir que esse cenário é bonito, bom, correto e desejável. A estratégia de marketing apresenta diversos elementos para provocar no consumidor vontade de tomar cerveja. A propaganda é eficaz porque produz desejo (motivo para sentir prazer) por intermédio da associação de idéias. Os profissionais do meio sabem que a mente humana processa imagens (idéias) em encadeamento, como elos entrecruzados de uma corrente. Sendo assim, toda propaganda eficiente tem por objetivo formar um corolário de idéias na mente do consumidor, a fim de instigá-lo a comprar determinado produto. No caso da cerveja, a imagem de mulheres loiras seminuas (*prazer* masculino) associa-se com a cor da cerveja, e esta com a cor do sol (praia), que leva à idéia de calor, produzindo a idéia de refrescância obtida pela cerveja gelada, o que por sua vez gera *prazer*. Se o prazer é bom e o que é bom é bonito, então o bonito se configura em nossas mentes por esta miríade de imagens, e acabamos por acreditar nisso sem questionar. Você já reparou que essas propagandas não mostram homens loiros seminus tomando cerveja? Porque estatisticamente os homens bebem mais cerveja do que as mulheres, e se a propaganda se destina mais aos homens não faz sentido ir contra o código cultural para se vender o produto. Se o código cultural diz que o modelo de beleza está num corpo magro com tudo em cima, na pele lisa e revitalizada, na maciez da silhueta bem diagramada, no rejuvenescimento da forma física, então as pessoas farão de tudo para estarem incluídas nesse modelo. Em suma, as pessoas pagarão o preço para conquistar todos os produtos que alimentem desejos e reforcem a ilusão.

Minha intenção neste segundo volume da coleção **Envelhecer e Viver** é mostrar como a indústria antienvelhecimento, com o auxílio da mídia, alvoroça os desejos, instigando pessoas a comprarem seus elixires da juventude eterna.

Ao mesmo tempo, lançam produtos mais avançados e mais caros, declarando que o novo é sempre melhor que o velho. O arsenal midiático é poderoso e consegue aumentar a esperança de muitos em satisfazer um desejo impossível. Não tenho dúvida de que os cremes cosméticos conseguem dar um aspecto melhor para a pele, mas somente para a pele; eles não impedem o envelhecimento mantendo a juventude. O tempo da juventude é tão passageiro quanto o tempo da infância, como será também o tempo da velhice. Portanto, não devemos nos enganar acreditando que o "tempo para nós não passa", como diz o ditado popular.

O conhecimento é um instrumento eficaz para se alcançar liberdade. A liberdade só pode estar dentro de nós, e não fora. Ninguém se liberta sem ter opções de escolha. O conhecimento nos protege das armadilhas dos mitos da beleza, das intenções interesseiras do mercado de cosméticos, das artimanhas de uma cultura que determina que ser velho é ser feio. Portanto, este livro pretende fornecer novos rumos para viver a beleza na velhice, e quem sabe também propiciar a liberdade àqueles que estão esgotados e se sentem escravos da busca da juventude ilusória. É importante refletir sobre a beleza do corpo e o envelhecimento para nos precavermos da famigerada demagogia das receitas antienvelhecimento. Minha intenção é mostrar que envelhecer é processo contínuo de aprimoramento do ser e, portanto, a beleza, no seu sentido mais amplo e profundo, pode ser alcançada com mais facilidade na velhice. Se a nossa imagem é apenas um reflexo daquilo que somos, então a beleza na velhice pode se revelar com muito mais intensidade do que se revelaria na juventude. Sem dúvida, não será tarefa fácil convencer as pessoas, em geral, de que a beleza definitiva da velhice seja melhor do que a aparência efêmera da juventude, porque diariamente somos abarrotados por imagens que afirmam que a aparência da juventude é um valor a ser reconquistado pelos mais velhos. Se não fosse assim, muitos velhos não estariam por aí afirmando deliberadamente que são jovens.

Se você compartilha a crença de que ser velho é ser feio, porque beleza condiz com a juventude e a feiúra faz parte da velhice, este livro é indicado a você; se você acha que é impossível encontrar beleza em meio à deformidade e às limitações do corpo, este livro pode ser muito interessante; se você confia no poder dos cosméticos cuja finalidade é manter a juventude eterna e crê que para se ter um corpo atraente durante a vida toda basta uma dieta rica em nutrientes específicos, alimentação balanceada e exercícios físicos diários, você poderá ficar frustrado se prosseguir com a leitura. Se você está se perguntando "por que ler um livro que poderá me levar à desilusão?", antes que você desista definitivamente, explicarei por que você deve ler este livro.

Este livro não é sobre a beleza como a maioria das pessoas pode pensar. Porque muitos ainda acreditam que a beleza pode ser encontrada nos corpos estáticos das capas de revistas, nos contornos torturados pela ginástica compulsiva das academias, na compleição pesada de um rosto maquiado, ou mesmo nos corpos expostos em espetáculos televisivos. Este livro é para todos que buscam uma diferente maneira de compreender a beleza, algo que sentimos ao contemplar uma obra de arte, ou a emoção percebida ao nos debruçarmos sobre uma escrita poética, ou mesmo no sentido sublime do gesto da natureza exuberante.

Ao sentirmos a força viva da emoção fluir através do corpo, constataremos a potência da beleza e reconheceremos que a felicidade é um sentimento único e simples, no qual calam todos os desejos de conquista, todas as paixões desordenadas e as necessidades doentias. Alcançar a felicidade é atingir o fulcro da verdade e lá encontrar o genuíno, sem maquiagens, sem retoques, sem auto-enganos. Ao elevarmos o nosso espírito o alvorecer de nossa auto-estima se intensificará, e passaremos a compreender que somos muito mais do que a soma de nossas partes. Assim será possível encontrar o sublime, um sentimento vivo que nos coloca acima de nós mesmos, eliminando qualquer vulgaridade ou alegria fugaz. Nesse estado de exaltação, entenderemos finalmente que nada precisa ser acrescentado, apenas é necessário aprimorar o melhor de nós mesmos.

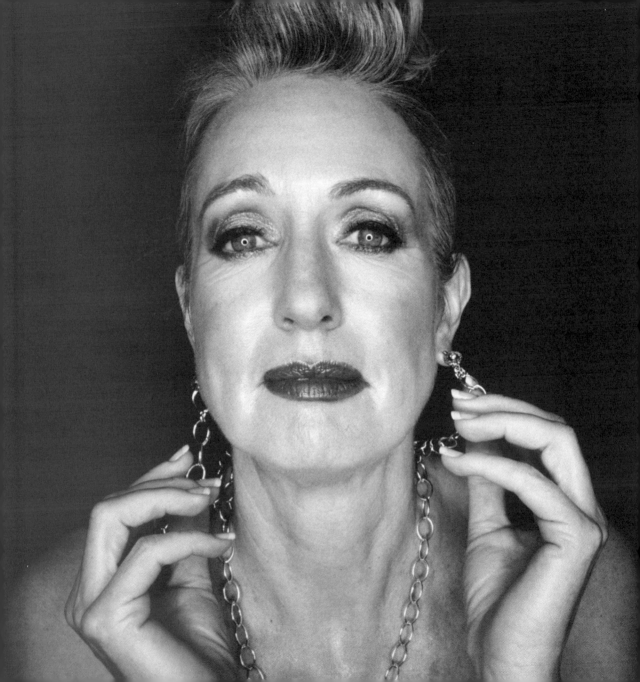

Capítulo I | Encenando a personagem

> Aquilo que é belo é amado;
> O que belo não é, não é amado.
> Teógnis, século VI a.C. *Elegias I*

Queremos encenar o melhor papel neste mundo, de preferência aquele que agrade ao outro, para assim preservarmos os nossos relacionamentos. Tememos o isolamento e a exclusão. Os laços afetivos são tão importantes para nós que temos medo da rejeição, de desmerecer o cuidado e sucumbir pelo afastamento. Desenvolvemo-nos pelos vínculos sociais e somos dependentes e autônomos ao mesmo tempo. Nós fazemos parte dos outros, e os outros fazem parte de nós, para juntos pertencermos a um espaço. Este nada mais é do que uma representação, um *locus* seguro e confortável no qual podemos ser quem pretendemos ser. Trazemos os outros ao nosso palco mental para encenar a narrativa que nós mesmos escrevemos. Igualmente, os outros farão de nós a personagem deles. Em suma, todos nós somos figuras a interpretar o roteiro de uma história.

A palavra *persona* significa as máscaras usadas pelos atores do teatro grego. Elas eram feitas para dar vida às personagens e também facilitar a sonoridade, pois a persona amplificava o som da voz do ator. Personagem é, contudo, sempre uma figura, um papel de representação, visível aos olhares alheios como algo real, mas que na verdade é uma variante muito diferente da verdadeira. Usamos máscaras diferentes para pessoas diferentes a fim de agradá-las. Cada um usa a melhor aparência para estar bem adaptado ao âmbito social, não significando, é claro, que a aparência escolhida seja a mais verdadeira. Encenamos diversos personagens como prática constante da alteridade. Na relação com o outro, surgimos como presença no presente. Sem o outro ficamos privados da presença para estarmos na elucubração do passado ou no devaneio do futuro. O perigo, no entanto, é usar inúmeras máscaras ao longo da vida e ao chegar à velhice não saber mais quem se é.

Todos nós queremos ter alguém no mundo que se preocupe conosco. Mesmo que seja uma ilusão, isso garante e mantém a nossa a auto-estima, porque toda conquista significa a habilidade de atrair e convencer alguém a estar ao nosso lado. Preservar o âmbito da relação é muito importante, porque nele adquirimos significados. O que seríamos sem significado? Letra morta. É por isso que dependemos tanto uns dos outros para viver.

~ Imitando para agradar

O ser humano é o único ser na natureza que nasce sem poder se sustentar por ele mesmo, como faz qualquer animal de outra espécie. Isso quer dizer que se não houver ninguém para dar alimento a um recém-nascido, ele morrerá. Por isso, ainda muito cedo aprendemos a seduzir. O bebê chora quando sente fome (desprazer) para atrair a mãe, ou sorri quando sente suas necessidades básicas satisfeitas (prazer) como meio de expressar contentamento e, por conseguinte, gerando na mãe o sentimento de recompensa. Mesmo quando adultos e autônomos, ainda assim é carregada a marca indelével da dependência necessária para a sobrevivência. A palavra "*in*dependência" significa literalmente "introjetar dependência".

Atualmente as novas tecnologias dos aparelhos de ultra-sonografia em três dimensões permitem aos cientistas visitar o feto e observar o comportamento dele diante do comportamento da mãe. A ecologia do feto e da mãe se constitui em sincronismos relacionais fantásticos. Por exemplo, quando a mãe fica emocionada ao assistir a um filme, o feto responde à emoção dela por meio de chutes e deslocamentos do corpo; ao sentir a vibração da voz materna, o feto estende as mãos para frente e abre a boca. Perto do nono mês, contudo, é ele quem toma a iniciativa (preparação para a autonomia). Ele agita-se quando a mãe relaxa e chuta para despertá-la. O feto está deliberadamente iniciando sua estratégia de separação.

Ao nascer, o bebê ainda não sabe diferenciar uma pessoa de um objeto inanimado. Do seu ponto de vista, são coisas fundamentalmente similares. Ele aprende ainda muito cedo a representar a si mesmo pela imitação do outro. Isto é, ele começa a perceber que tem um corpo. Ao explorar os gestos do adulto e compará-los com o movimento do próprio corpo, ele formará uma congruência de gestos e começará a perceber que seu corpo se diferencia do corpo do outro. Isto é, pelo corpo do adulto, a criança constrói um modelo mental de si mesma. Inicia, no entanto, o desenvolvimento de autopercepção como alguém separado do outro no espaço em que vive.

Precocemente o bebê imita as expressões faciais dos adultos, e o sorriso esboçado já demonstra a primeira reação de vínculo. Desse modo, ele cria meios de sedução a fim de assegurar a alimentação para o seu desenvolvimento. Por outro lado, a mãe se sente forte o bastante para suprir as necessidades do filho. A fim de preservar o vínculo e a sobrevivência da espécie, a mãe (que aceita o filho) sentirá prazer ao amamentar e cuidar do bebê: recompensas de ordem sensual. Por isso, muitas vezes, as relações sexuais das mães que estão amamentando ficam diminuídas, porque o prazer está direcionado ao desenvolvimento do bebê.

No momento em que a criança vai crescendo, ela precisa aceitar a separação da mãe. Assim, ela passa a contar com a presença comunicante dos objetos – chupetas, panos, brinquedos. Estes suportes de *presentificação* da mãe, temporariamente ausente, geram segurança para a solidão da criança. Ela se sente apoiada pelos objetos enquanto a mãe não chega.

A criança faz suas *gracinhas* e se sente recompensada ao perceber que os outros riem e ficam felizes. Desde a tenra idade, agradar para ser aceito se mostra uma boa estratégia de vínculo, e quando o objetivo é alcançado o sentimento de segurança se intensifica, porque o instinto gregário pôde ser preservado. A criança aprende a construir gestos cada vez mais elaborados para gerar contentamento nos outros, reforçando assim seus laços de relacionamento. Ao inventar novas posturas, sons e brincadeiras, ela é retroalimentada pelo sorriso dos adultos. A partir daí ela começa a ouvir elogios como "bonitinha", "engraçadinha", "inteligente", e é trazida para perto, abraçada e acariciada.

O incrível poder da pele em absorver o afeto criará sensações de prazer por todo o corpo. Elas são de relevância tal que deixam uma marca indelével por

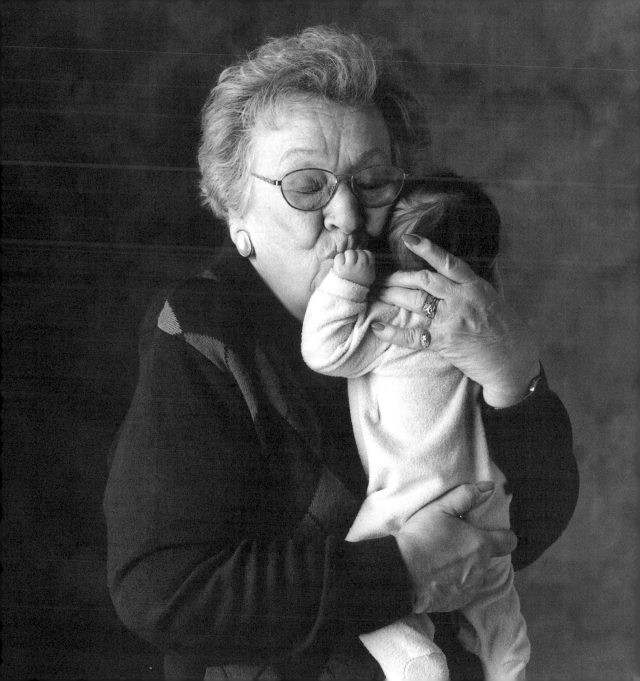

toda a vida. Por isso, os adultos buscam revivê-las em outros momentos. Caso haja decepção, novas apostas serão feitas. Por exemplo, uma *striper* pode ter a fantasia de um dia ver o príncipe (ou o pai) entrar no meio do show, subir ao palco, retirar o casaco para cobri-la (afeto tátil) e, juntos, abraçados, saírem daquele lugar. Uma criança que não experimentou o carinho tátil de seus pais, mas somente sentiu a proximidade deles por meio da dor de uma palmada, pode se desenvolver como uma pessoa masoquista.

As sensações de prazer na infância, uma vez geradas, serão perseguidas durante a vida adulta na tentativa de serem novamente experimentadas. Se por um lado o desprazer nos educa *como* agir melhor em nossas vidas, prevenindo ações que possam provocar dor e sofrimento, o prazer nos motiva a *continuar* na ação. A expectativa do prazer nos propicia o caminho a seguir. E como somos seres gregários, os outros participam de nossa vida de modo a motivar as nossas ações.

ꙮ A trindade do belo, bom e verdadeiro

Desde muito cedo aprendemos que para alcançar a aceitação será preciso se esforçar para ser bonito, bom e verdadeiro. Isso significa ser valorizado sempre que fizermos algo agradável ao outro. Então, ser verdadeiro e autêntico passa a ter um papel secundário, pois nem sempre conseguimos agradar a todos com a mesma verdade. A verdade é relativa. O que ela é para um pode não ser para o outro, pois as expectativas de cada um são diferentes. Se a nossa intenção é manter o vínculo, então será preciso habilidade na construção de muitas máscaras diferentes. É assim que aos poucos construímos nossa personalidade. Uma criança, ao ouvir de seus pais que é bonita quando realiza algo bom, soa menos como elogio à beleza física e mais como virtude moral. Por isso, é comum a uma criança, ao brigar ou agredir seu colega, ser repreendida pelos pais e ouvir deles que não deve agir daquela maneira porque é feio.

Nossa educação se fundamenta no princípio do bom e do mau, com seus respectivos sinônimos de bonito e de feio. Geralmente, em nossa cultura, os pais se preocupam em educar seus filhos nos preceitos da ordem divina. Se a criança tem atos de desordem (bagunça), ela é considerada feia. Se Deus é considerado a suma perfeição, então a criança aprenderá que para ser boa é preciso ser perfeita e verdadeira. A mentira é o mau, portanto feia e imperfeita. Todos os elogios feitos e recebidos estão de acordo com essa trindade clássica – bonito, bom e verdadeiro –, por isso as pessoas se esforçam tanto na busca da perfeição. Toda realização humana requer reconhecimento para assim motivar a continuidade da ação. O reconhecimento gera prazer e certeza de que aquilo que foi feito é útil, bom e bonito.

A ordem e a proporção são conceitos equivalentes ao de belo e útil, ao passo que a desordem é considerada feia e inútil. Muitas pessoas mais velhas se sentem inúteis e feias, porque não conseguem realizar o que estavam habituadas a realizar na juventude. Elas perdem o reconhecimento dos outros e a motivação de viver. Sem motivação não criam novos laços de relacionamento, ficam à deriva, deixam de se arrumar, ou seja, a desordem toma conta da aparência. Sem o reconhecimento acabam por se sentirem feias, justificando a feiúra porque são velhas. Ao contrário, quando conseguem manter os vínculos sociais e se preocupam em arrumar (organizar) a aparência, costumam rejeitar o papel de velho, acreditando que ainda são jovens. O velho então é o feio porque é visto como sinônimo de desproporção, assimetria, desarmonia, desordem física e inutilidade.

É por essa razão que as pessoas que se sentem bem não se considerarem velhas. E se elas se sentem em forma (em ordem), então velho é o outro, aquele que está fora de forma (em desordem).

༄ O problema da comparação

As pessoas fazem comparação o tempo todo, achando estar melhor ou pior do que os outros. Isso é um motivo de grande infelicidade. Comparar a si mesmo com o outro é perder a auto-referência. Todavia, a comparação teve o seu início muito cedo na infância, quando tentávamos imitar os gestos de nossos pais, como vimos anteriormente.

Comparamos para termos referências. Nosso pensamento está o tempo todo buscando referências do que é bom, bonito e verdadeiro e comparando com aquilo que é ruim, feio e falso. As pessoas, não raro, para se sentirem bem, precisam ajudar os mais velhos em instituições de longa permanência (asilos) para assim verificarem que não devem reclamar da vida, porque "existem pessoas em piores condições". Freqüentemente são mulheres mais velhas, com boas condições socioeconômicas, que prestam serviços voluntários nessas instituições. Conheço algumas mulheres voluntárias que vão dar auxílio aos velhos *indignos* desses lugares, vestidas com roupas de grife e cheias de balangandãs de ouro e prata. Elas se sentem bem e gratificadas, não porque estão incondicionalmente fazendo algo para os menos favorecidos, e sim porque inconscientemente se sentem bem em ver a desgraça alheia. Num âmbito mais profundo isso reverbera o som cruel da comparação: "Antes ele do que eu". Muitas vezes elas possuem a mesma idade cronológica de muitos velhos da instituição, mesmo assim se sentem mais jovens e bonitas, porque naquele lugar encontraram o velho e o feio.

Um discurso freqüente que ouço delas é: "Fico feliz em ajudar os *velhinhos*, porque assim me sinto útil". Em muitos casos, sentir-se útil significa sentir-se belo. Quando um "velhinho" (o coitado) da instituição agradece e elogia a "beleza" de uma dessas mulheres, ela parece ganhar o céu. Outro dia escutei uma mulher dizer: "Quando estou com os mais velhos, me sinto mais jovem e dinâmica. É bom ser útil. Não gosto de estar perto de pessoas mais jovens, porque assim me sinto mais velha".

A comparação é muito arriscada porque pode nos colocar em uma situação superior, nos fazer cair no fosso da vaidade. Sempre que comparamos, estamos trazendo à tona condicionamentos do passado, aquilo que ficou armazenado, ou seja, padrões repetitivos de comportamento. Se quando éramos crianças uma ação benevolente era classificada como bela, então é possível entender o que grande parte das mulheres voluntárias busca nas instituições de longa permanência para velhos. Elas querem o reconhecimento (conhecer outra vez o que era conhecido) de que são boas e, portanto, bonitas e verdadeiras. E como a beleza está relacionada aos jovens, elas ficam felizes. Ao estarem felizes, sentem prazer, sentem-se úteis. Assim podem estar asseguradas de que continuarão a ser aceitas.

Na comparação não existe compaixão, somente julgamento. Sei o quanto é difícil estar fora dos condicionamentos da infância. Tentar represar a maré não adianta, pois as águas subirão com muito mais intensidade que antes. Não podemos conter nossos padrões, porém podemos fazer um exercício para perceber sem julgar. A partir do momento em que sucumbimos ao julgamento, caímos na trindade clássica do belo, bom e verdadeiro. Nem toda aparência bela é boa ou verdadeira. Sem expectativas podemos abrir novas janelas, nunca antes abertas. Quando acompanhamos o ritmo dos acontecimentos sem valorá-los,

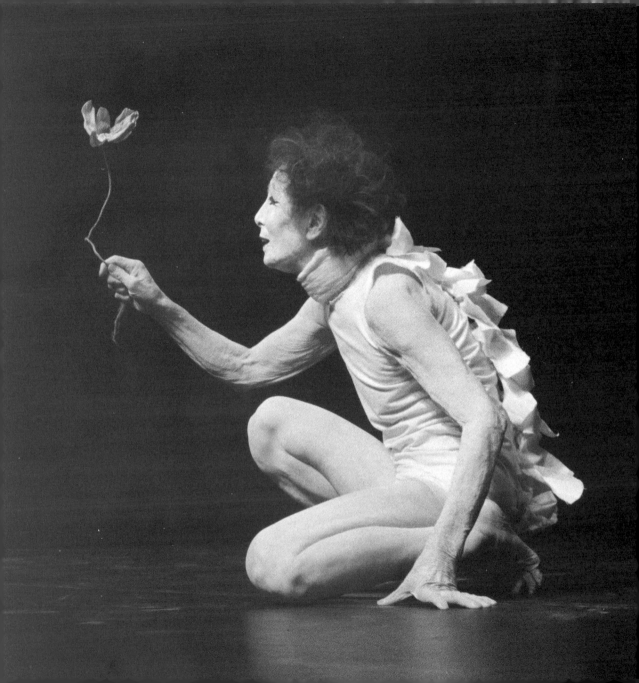

é possível perceber que o exterior move-se para o interior, e descobrimos que o exterior e o interior não são diferentes; ambos são uma só coisa.

∾ Não vejo beleza na arte

Voltando ao tema das máscaras, estamos muito habituados a procurar as máscaras certas para uma boa adaptação ao meio, e utilizamos, para isso, os conhecidos mapas de identificação. Desde muito cedo fomos instruídos a usá-los competentemente. Em um primeiro momento, os mapas nos são dados por nossos pais e pelas tradições familiares. Quando crescemos, eles são fornecidos pela sociedade e pela cultura e também nos auxiliam na produção de nossas máscaras (personalidade).

Lembro-me, quando pequeno, de assistir ao noticiário da tarde junto de minha família. A televisão era uma novidade na minha casa, e por isso um instrumento formador de opinião sobre as coisas. Eu era uma criança curiosa e com forte tendência a gostar de arte. No jornal televisivo dos sábados, havia um quadro sobre arte e cultura. Meu pai gostava muito de fazer comentários sobre política, economia, esportes e os acontecimentos em geral. Ele parecia um professor a proferir suas opiniões, e no fundo queria que os filhos concordassem com tudo o que ele dizia. O lema era: "Seja o que eu sou". Ele, na verdade, recusava qualquer contraposição. Eu e meu irmão ainda éramos crianças e não tínhamos nenhuma opinião formada sobre as coisas. Minha mãe tinha orgulho de meu pai e concordava com todos os argumentos dele. Então tudo dava certo, sem discussões ou conflitos.

Antes mesmo de a jornalista anunciar os espetáculos em cartaz e as exposições de obras de arte, meu pai já se pronunciava: "Se esses artistas dependessem de mim para ganhar a vida, todos morreriam de fome. Não consigo ver beleza na arte". A frase era sempre a mesma, todos os sábados. Eu era pequeno para entender a arte como uma forma de beleza.

Ao crescer um pouco mais, passei a ver a beleza da arte como aquilo que me instigava, produzindo emoção em meu corpo que me permitia construir a cognição do belo. A beleza pode ser aprendida, mas ela também tem a sua própria essência. Uma obra de arte me fazia questionar sobre o que a forma podia me dizer ou mesmo apenas me fazer calar, desvelando sentimentos inefáveis. A arte se mostrava como algo que ia além de meus olhos; eu não conseguia entendê-la pela razão. Passei a compreender, mais tarde, que para ver o belo é preciso ter bons olhos, e como escreveu Nietzche: "[para ver a beleza] é preciso ter olhos elevados".

Em minha adolescência revelou-se o ponto alto do conflito com o meu pai. Era uma situação incômoda para mim quando ele dizia arbitrariamente o que deveríamos aceitar ou não, valorizar ou não. Ele queria infundir em mim e no meu irmão modelos de certo e de errado, do que ele acreditava ser bom e ruim, belo e feio. Eu não era o que ele era. Meu pai, com autoridade, afirmava veementemente que arte não valia nada. Se a arte me fazia refletir sobre muitos aspectos da minha vida, ela não poderia ser desvalorizada. Isso me fez desconfiar de que ele estava errado. Caía por terra o meu modelo primário. Então, qual o modelo a seguir afinal? Eu fiquei confuso durante muito tempo, pois o aprendizado recebido de meu pai era de que a estética era irrelevante. Todavia, eu continuava a sentir a emoção ao ver a beleza em uma obra de arte.

Busquei entender pela razão, mesmo sem recursos, o que significava a beleza. Não encontrei nada, e as minhas dúvidas aumentavam. Mais tarde, finalmente, cheguei à conclusão de que a arte não era para ser entendida, mas contemplada.

Ela facilita o transbordamento daquilo que existe de melhor em nós. A arte é um movente a nos direcionar à nossa interioridade. Como o Tao apregoa: "A mais bela imagem não tem forma", afinal a beleza está onde sempre esteve. Para enxergá-la, no entanto, basta elevar o olhar.

∽ O que é beleza, afinal?

Será a beleza somente algo a ser exibido, não importando quem a tem? A harmonia da alma seria a verdadeira beleza? O corpo jovem com medidas e proporções estipuladas pelo modelo midiático, de fato, é sinônimo de beleza ou simplesmente uma aparência agradável aos outros? O que é beleza, afinal?

A humanidade sempre inventou muitas maneiras de preservar o poder, por isso a necessidade de compreender o caos, a fim de encontrar caminhos seguros em direção à harmonia (*cosmos*). Foi assim há milênios e continuará sendo durante os anos vindouros. O ser humano, ao buscar responder às suas indagações mais profundas, cria os mitos. Ele os constrói para manter e transmitir sua história, a fim de adquirir significado. Não seríamos nada sem significados. Viver, no entanto, é um enveredar constante pelos mitos, com a finalidade de regenerar nossa maneira de pensar sobre as coisas. Inventamos modos de entender a vida para, assim, assegurarmos nosso lugar no mundo. Sem entendimento nos sentiríamos inseguros.

O florescimento da cultura da civilização ocidental surgiu entre os gregos, que buscavam descobrir decodificadores universais para o caos da vida, e a epopéia humana continua a se desenrolar por meio desses vários mitos criados. Se pensarmos hoje qual é a nossa principal busca, sem dúvida, a resposta seria a mesma: encontrar o mito que melhor explique a nossa existência. Não importa se morreremos sem saber, pois o mais importante não é encontrar e, sim, procurar. Isso nos dá sentido e significado.

Antes mesmo do surgimento da Filosofia, os poemas homéricos já contribuíam na educação do povo helênico, com um papel tão importante quanto o da *Bíblia* na primeira era cristã. Na *Odisséia*, de Homero, a beleza aparecia ligada a idéias de perfeição, força, imortalidade e divindade.

> [...] Atena, filha de Zeus, fê-lo parecer mais belo e musculoso, e que da cabeça os cabelos lhe caíssem em caracóis, tal como a flor de jacinto [...] assim ela derramou a graça por sobre a cabeça e os ombros de Ulisses. (HOMERO. *Odisséia*. São Paulo: Nova Cultural, 2002, p. 89)

A beleza sempre foi uma marca indelével dos corajosos e fortes heróis. Em meados do século XIX, após escavações feitas em cidades soterradas do Oriente Médio, foram encontradas tábuas de argila contendo *A Epopéia de Gilgamesh*, a primeira história escrita da humanidade. Este poema precede às epopéias homéricas em pelo menos mil e quinhentos anos. A história narra basicamente o conflito entre o desejo e o destino do homem. Nela o herói é descrito como parte homem e parte deus. Do pai ele herda a mortalidade, da mãe, grande beleza e força.

> Quando os deuses criaram Gilgamesh, deram-lhe um corpo perfeito. Shamash, o glorioso sol, dotou-o de grande beleza; Adad, o rei da tempestade, deu-lhe coragem; os grandes deuses tornaram sua beleza perfeita, superior à de todos os outros seres. (*A epopéia de Gilgamesh*. S/A. 2. ed. São Paulo: Martins Fontes, 2001, p. 91)

Não é de se admirar, no entanto, nossos esforços na busca da beleza. Desde muito cedo compreendemos a beleza como algo bom e de grande valor. Por isso, a identificação momentânea com os nossos heróis modernos das telas do cinema. Ninguém se identifica com o vilão, comumente representado pelo feio, a não ser que ele seja inteligente, simpático e demonstre algum atrativo.

A trindade clássica *Belo/Bom/Verdadeiro* continua a ditar o nosso comportamento social. Acreditamos que a boa aparência assinala alguma forma de perfeição moral, enquanto o feio denota o mal moral.

No Templo de Delfos havia a inscrição: "O mais justo é o mais belo". Para o pensamento grego, a beleza coincidia com a verdade, porque era a própria verdade que produzia a beleza. Sendo assim, o ideal grego da perfeição era representado pela *Kallokagathia*, um termo que significa Belo (*Kállos*) e Bom (*Agathós*).

O ideal da *Kallokagathia* era observado nas esculturas gregas, nas quais se buscava a beleza ideal, uma espécie de harmonia entre corpo e alma. Isto é, a beleza da forma seria a bondade da alma.

∽ A medida do belo

A beleza era vista, muito antes de Cristo, como constituída pelas boas proporções. O mundo era um espaço calculável pelo grande matemático: Deus.

Na cultura ocidental, os pitagóricos foram os primeiros a construir uma sede destinada a discutir filosoficamente a beleza. Tal escola refletia sobre o ideal da medida, usando como modelo a realidade global da natureza, bem como o todo universal. Para Pitágoras (570 a 497 a.C.), a beleza estava em um contexto global. Acredita-se que tenha sido ele o primeiro a aplicar a palavra *cosmo* ao universo, significando ordem e harmonia universal. A palavra *cosmético*, aquilo que se destina a melhorar a aparência de alguém, teve

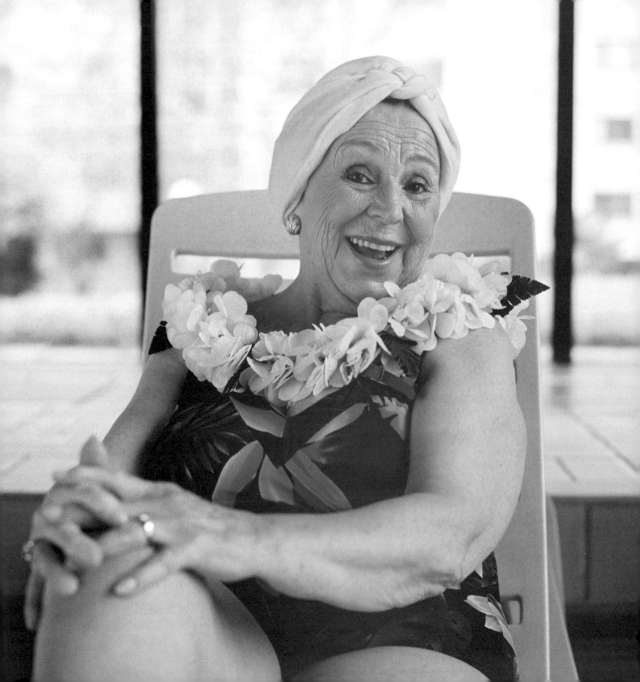

sua origem no termo *cosmos*. O que não faz muito sentido com o princípio pitagórico, cuja beleza é virtude e harmonia, como também saúde, bem e divindade.

A trindade clássica do belo, bom e verdadeiro teve seu início no pensamento pitagórico, no qual o mundo era regido por leis matemáticas, baseadas em medidas calculáveis, simétricas e harmoniosas. Por isso, o que é verdadeiro é belo e, por conseguinte, o que é belo é bom e correto pelas leis da virtude. Quem tem boas ações está em concordância com a ordem divina, sendo, portanto, belo. Ao contrário, o que é falso é mau. Quem age incorretamente está pecando (erro), portanto é feio.

A tradição pitagórica da harmonia e do cálculo matemático sempre exerceu forte influência em nossa cultura. Até os dias de hoje, as pessoas ainda perseguem o modelo matemático da beleza. A busca pela *beleza bem diagramada* continua a exercer um enorme fascínio entre as pessoas.

A boa aparência nem sempre significa a verdadeira beleza

Para Platão (428–347 a.C.), a verdadeira beleza transcendia à compleição física. Ela tinha uma existência autônoma. A beleza não correspondia aquilo que se vê, e nem a todos é dada a capacidade de ver a verdadeira beleza. Portanto, o simulacro estava longe da verdade. Tanto é que ele chegou a desconfiar dos poetas e dos artistas, pois pensava que eles pudessem, em seus discursos hábeis e demagógicos, propiciar fascinação e sedução, rebaixando a alma.

A partir das idéias platônicas, a concepção do belo podia não mais coincidir com o verdadeiro. Platão dava mais valor à beleza que reside na alma (verdade). Ele dizia que a beleza de alma era mais importante do que a beleza física. Portanto, era necessário ir além do manifesto para alcançar a forma sensível do belo.

Para Platão era preciso subir as "escadas" para alcançar a beleza suprema, o ápice da ascese e a disciplina do amor. Uma beleza admirável em sua própria natureza, uma beleza eterna a qual desconhece nascimento e morte, nem aumenta nem diminui, que não é bela quando vista por uma perspectiva, nem feia quando vista de outra, nem bela aqui, nem feia acolá, ou bela para uns e feias para outros. A beleza em si mesma não sofre alteração, é pura, íntegra e imaculada. Livre do peso da carne, da cor e da vaidade humana. Para Platão, a ética não se diferenciava da estética.

O sublime era a beleza da virtude, o real, e não as aparências vazias e a ilusão irracional, as sombras da falsidade e da imoralidade que podiam conduzir aos desejos desenfreados e incorrigíveis.

～ Quem está mais próximo de Deus é mais belo

Talvez possamos compreender nossa essência como a beleza ligada ao divino. Era assim na concepção de Plotino (204-270 d.C.) que acreditava existir uma ligação do belo com a alma. Ele preconizava que os corpos eram belos pela via da comunhão da forma com sua origem divina. Ao eliminar a fachada de uma casa, pedra sobre pedra, sobraria uma forma interior. Essa indivisibilidade interna é harmoniosa, portanto, bela. As coisas belas existem como uma espécie de imagens a adornar a matéria. Se houver concordância entre a beleza e a virtude, ela se tornará aflorada na forma visível. Essa beleza, sim, nos encantará.

Afinal a beleza está além das sensações captadas pelos órgãos dos sentidos; é aquela que nos comove e nos deixa elevados.

Para Plotino, as realidades invisíveis podiam provocar o sentimento do belo em todas as almas, porém mais entre aquelas que são mais amorosas. Para ele, a beleza e todos os outros valores espirituais eram derivados de Deus. Aqueles que conseguiam subir às esferas mais próximas de Deus eram as almas mais belas. Então, alcançar o belo e o bem da alma consistia na busca em se tornar semelhante a Deus, pois Ele é a fonte de onde deriva toda beleza.

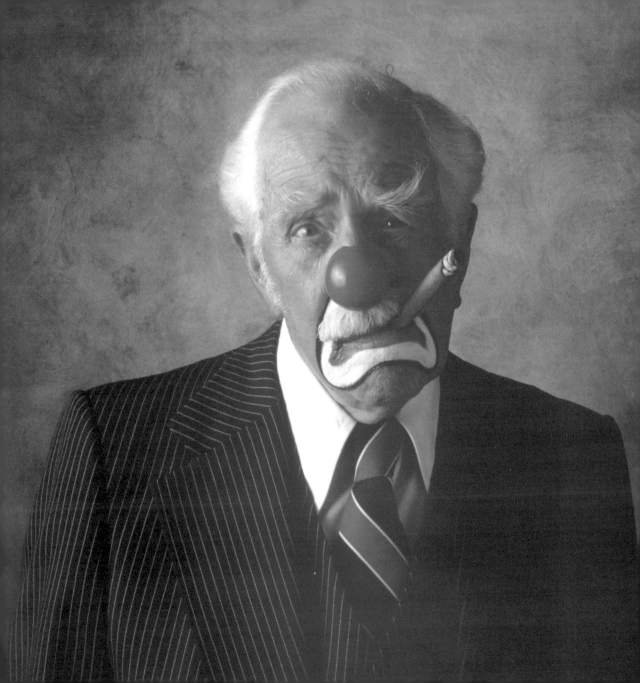

Capítulo II | A máscara do palhaço

Teatro dal Verme, Milão, Itália, 21 de maio de 1892. As cortinas se abrem, e Tonio, o corcunda coxo desprezado por Nedda, surge diante do público e canta o Prólogo. Ele explica que essa peça é parte da vida real. Então a orquestra inicia a primeira apresentação da ópera *Pagliacci*, de Ruggiero Leoncavallo.

Um dos momentos de grande beleza é quando Canio descobre os planos de sua mulher Nedda em fugir com Sílvio. O palhaço abatido e só canta a famosa ária "Vesti la giubba", denunciando a sorte trágica do palhaço. Canio sofre cantando o sentimento de dor da traição: "Que vista a fantasia e aplique a maquiagem no rosto, a platéia pagou e quer rir. Se o Arlequim roubou a sua Colombina, ria Palhaço (*ridi, pagliaccio*), e todos irão aplaudi-lo! Transforme suas lágrimas e pranto em riso, Palhaço! Ria a dor a qual envenenou o seu coração" ("*Vesti la giubba / E la faccia infarina. / La gente paga / E rider vuole qua. / E se Arlecchino, / T'invola Colombina, / Ridi, Pagliaccio / E ognun applaudirà! / Tramuta in lazzi lo spasmo / Ed il pianto; / In uma smorfia/ Il singhiozzo e´l dolor... / Ridi, Pagliaccio, / Sul tuo amoré infranto, / Ridi del duol / Che t'avvelena il cor!*). Enquanto a orquestra toca o tema poderoso do lamento, Canio, em emoção profunda, se dirige às cortinas, e elas caem lentamente, finalizando o primeiro ato.

O emocionante final nos permite sentir a dor lancinante da separação. O palhaço sofre, mas precisa insistir no seu papel de fazer rir. É necessário investir na máscara para suportar as vicissitudes da vida, às vezes, repleta de tragédias. O choro e o pranto são permitidos apenas nos espaços fechados e solitários. Lá, será concedido o direito de se desvencilhar da fantasia para ser um ser humano frágil e vulnerável. Mas não diante do público que paga para ver o palhaço representar um papel alegre e feliz.

Viver é encenar papéis, colocar máscaras e fantasias. Precisamos rir, mesmo que estejamos tristes. Somos também esse palhaço a agradar e fazer graça, anunciando uma felicidade que nem sempre pôde ser experimentada. Então, vestimos a roupagem e maquiamos o personagem a fim de convencer aos outros e a nós mesmos de que somos competentes naquilo que pretendemos realizar. Por isso, a necessidade de estar belo e aceitável aos olhares alheios.

Perseguir os modelos de beleza nunca foi tão marcante quanto agora. As pessoas fazem de tudo para ter uma aparência agradável e não estão nem um pouco preocupadas com elas mesmas. A "beleza" do corpo se tornou regra a ser cumprida, não importando se a pessoa se sentirá bem na própria pele. Mesmo porque hoje, com o avanço das técnicas estéticas, nem mesmo é preciso ter a própria pele. Já existe a pele humana (de cadáver) reciclada disponível em tiras ou na forma de gel, para preenchimento dos lábios, que variam entre a bagatela de R$ 2.000,00 e R$ 3.500,00. Estes tecidos são reidratados e enxertados no rosto, principalmente nos lábios, para ficarem cheios.

Obviamente que essas cirurgias são caras, e somente uma pequena parte da população pode se aproximar da "magia" dos bisturis. Quem não consegue, pelo menos tenta se conformar com as dicas das revistas femininas. Quando perguntamos para uma mulher o que é ser bela para ela, normalmente procurará na memória alguma imagem de modelo de capa de revista ou de uma atriz do cinema ou da televisão. As pessoas são influenciadas por imagens que são vendidas nas revistas. Os apelos publicitários presentes por toda parte na imprensa feminina incitam o embelezamento da mulher, estimulando uma progressão consumista como nunca vista. A beleza pode ser comprada, e o dever de toda mulher é ser bela e atraente, principalmente para atrair o príncipe encantado dos sonhos femininos.

O preenchimento dos lábios, por exemplo, nunca foi tão procurado quanto agora. O modelo de lábios túmidos e sensuais tem um nome, a atriz Angelina Jolie. De tanto surgir imagens da atriz e reportagens sobre ela na mídia, as mulheres (simples mortais) são condicionadas a acreditar, sem pensar nem refletir, que ter o rosto igual ao dela é *uma condição para* conseguir o que ela tem. Nesse caso, ter os lábios semelhantes ao da atriz Angelina Jolie pode significar conseguir ter ao seu lado um homem como Brad Pitt. Tudo pela imagem, tudo pela ilusão!

A tendência de ser o que determina uma imagem transforma a pessoa em algo sem corpo, em fantasmas apenas. As mulheres, por exemplo, não sabem se são realmente belas até alguém de fora confirmar isso para elas. E ficarão orgulhosas se a confirmação vier com uma comparação, ou seja, de que elas se parecem com uma atriz do cinema ou da televisão classificada como modelo de beleza. Isso demonstra que não é suficiente ser bela, é necessária a confirmação de *outra pessoa*.

Freqüentemente sou questionado sobre o que fazer para se ter uma vida saudável e como manter a beleza durante o processo de envelhecimento. Responder a *essa pergunta* não é difícil porque todas as respostas podem estar corretas, uma vez que sabemos pouco sobre os mistérios da vida e também *sobre* como envelhecemos. É por isso que encontramos tantas receitas antienvelhecimento nas revistas femininas. Não importa a veracidade *delas*, o importante é participar do mito do rejuvenescimento. Quando sou desafiado a dar um conselho para as pessoas, eu o expresso em uma única frase:

⚘ Harmonize-se para estar bem no espetáculo da vida

Não existe outro modo de ser que não seja estar bem, longe da normatização do belo. Estar aprisionado aos esquemas da mídia do antipeso e do antienvelhecimento é sofrer a servidão estética imperativa. Estar submetido a coerções da beleza padronizada é viver ansiosamente sofrendo um constante mal-estar. Quem decide por agir assim estará preocupado apenas em obedecer cegamente às imposições da máquina perfeita. Aqueles que desejarem um corpo magro e jovem serão obrigados a buscar constantemente as novidades que o mercado oferece, e muitos nadarão e morrerão na praia.

O filósofo francês Gilles Lipovetsky, no livro *A terceira mulher*, mostra uma interessante pesquisa americana realizada pela Metropolitan Life Insurance Company: uma a cada três mulheres americanas apresenta excesso de peso. Elas buscam constantemente novas imposições dietéticas para emagrecer, mas, com o tempo, 80% a 95% delas voltam ao peso inicial. Quanto maior o nível de

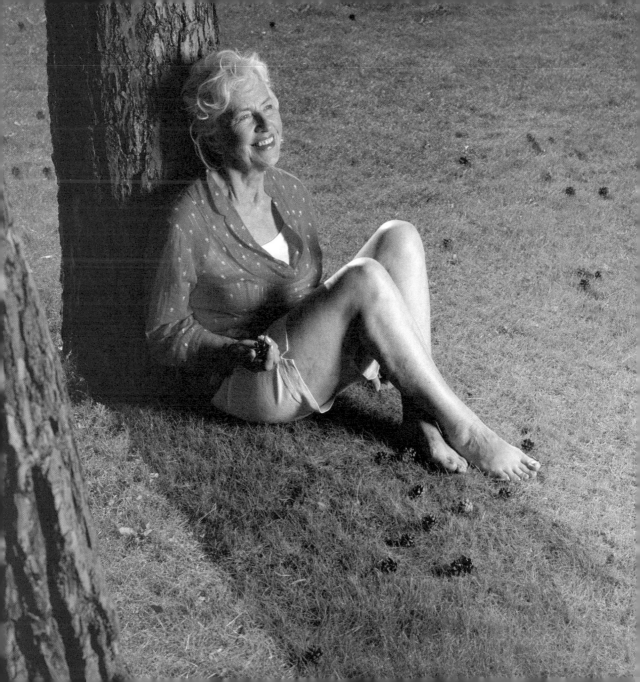

estresse em busca da magreza maior o fracasso em emagrecer. O sucesso só pode existir na harmonia do corpo, independentemente de padrões preestabelecidos. O importante é buscar a identidade perdida e não o corpo perfeito.

De um modo geral, as pessoas mais velhas também estão insatisfeitas com o corpo e se acham feias, principalmente porque velhice e feiúra se tornaram quase um pleonasmo. Somos condicionados a acreditar que o tempo da juventude é um tempo de formosura, de contornos bem delimitados, de proporções perfeitas, e, como afirma a expressão: "Com tudo em cima". A velhice, ao contrário, seria o tempo do declínio, da imperfeição marcante, com excesso em algumas áreas e minguada em outras, e como é dito na cultura popular: "Na velhice, tudo cai".

Quando pergunto às mulheres mais velhas o que acham sobre a beleza delas, ouço um discurso bastante conhecido: "Eu já fui bonita, hoje estou velha", como se a velhice tivesse roubado a beleza de outrora. Por outro lado, costumo ouvir de algumas mulheres que foram doentes no passado e conseguiram se recuperar, que elas se sentem agora mais bonitas do que nunca. Essas mulheres se sentem belas porque estão em harmonia com elas mesmas e com a vida. Não raro, no passado, foram castradas pelos pais e depois pelos maridos, e pelo fato de estarem viúvas ou separadas conseguiram finalmente encontrar a livre expressão. Quase todas as mulheres viúvas com as quais tive contato me disseram a mesma coisa: "Não pretendo me casar novamente, mas gostaria de ter novos relacionamentos". A experiência do casamento para essas mulheres não foi aquela do sonho de menina. Com o tempo elas descobriam que o belo e amado príncipe havia se transformado em um sapo manipulador e egocêntrico.

Uma pessoa sem expressão é também uma pessoa sem possibilidades. Quando uma mulher consegue realizar o que sempre almejou, passa a pertencer a um espaço próprio, reincorpora-se e volta à vida tornando-se dona de si. Ela se sente bela porque está íntegra. Ninguém pode viver fora de si mesmo, mas apenas sobreviver.

ꙮ As regras para a mudança do corpo

Sabe-se que desde a Antiguidade as mulheres utilizam maquiagens e outros meios para mascarar os desfavores da natureza. Porém, o mercado da beleza teve seu avanço no século XIX com novos produtos para embelezamento do corpo. O rosto puro com sua brancura graciosa passou a ser pintado pelas cores sensuais dos batons. Antes a preocupação era com a parte de cima, a parte inferior servia apenas como um pilar de sustentação; agora o peso da parte de baixo do corpo precisa ser diminuído, os quadris têm de ser menos avantajados, e o porte, mais adelgaçado. A gordura se tornou sinônimo de fraqueza, sendo importante transmutar peso em elegância. O lema então passou a ser "feche a boca e comprima a carne". Os contornos arredondados passaram a ser indício de abandono, desleixo, descuido. Por outro lado, as mulheres esguias tinham um aspecto de refinamento, elegância, típico da classe burguesa.

Para não se ter uma compleição corporal fora dos limites, os espelhos de todos os tamanhos e de todos os tipos passaram a ser usados com mais freqüência. A partir daí inicia-se a vigilância estética. Os banheiros se tornam espaços íntimos, onde as mulheres passam grande parte do tempo cultuando a beleza.

No começo do século XX, aparelhos, modeladores e roletes começaram a percorrer o corpo a fim de defini-lo. A mulher precisava ter uma beleza de proporções controladas. A regra era clara: linhas bem estendidas, pernas à mostra, penteados alçados, estatura mais alta. As mulheres se preocupavam cada vez mais com a silhueta. O peso, no entanto, devia continuar a diminuir a qualquer custo. Os padrões estéticos preconizados nas revistas femininas mudavam rapidamente. Em 1929, uma mulher de 1,60m de altura deveria pesar 60 kg; em 1932, 54 kg; em 1939, 51 kg. Atualmente temos as balanças da nova geração, capazes de medir gordura, taxa de líquidos, massa óssea e muscular. Tudo muito bem separado para não haver dúvida, aferição precisa para controlar a "saúde" e também alimentar a neurose com o peso. Preocupar-se em demasia com a beleza pode parecer vaidade, então nada melhor do que juntar a idéia de magreza com saúde. Quem engordar demais terá problemas com a saúde. Isso não é bom, e o que não é bom é feio. Todos sabem o que o feio significa, ele é o fedorento, disforme, impuro, imperfeito. Algumas propagandas de clínicas estéticas se aproveitaram disso e começaram a anunciar o show do emagrecimento nas páginas dos jornais e das revistas. Algumas clínicas de cirurgia estética mostram fotografias de obesos infelizes que se transformaram em magros alegres. Essas pessoas seguram orgulhosamente garrafas PET com litros de gordura amarela (um espetáculo de nojeira) como troféus conquistados. Elas riem felizes ao exibirem a gordura (o grande mal) exorcizada pelas cânulas da lipoaspiração.

Segundo a revista francesa *Votre Beauté*, o modelo da silhueta foi diminuindo ao longo do tempo. Em 1933, era correto e bonito ter um busto com 83 cm, quadris com 87 cm, e cintura com 65 cm. No ano de 1939, as medidas mudaram; o bom era ter 81 cm de busto, 75 cm de quadris, 58 cm de cintura. Medidas que deixariam Pitágoras morrendo de inveja.

∾ Kit antiidade

Em nossa sociedade, a grande maioria das pessoas se coloca diante da televisão todos os dias em busca de distração. Num pequeno cubículo de projeção de imagens, são produzidos modelos de certo e errado, feio e bonito, velho e jovem, bom e ruim. Os cérebros são abarrotados de inúmeras imagens que determinarão o comportamento do indivíduo. Desde cedo as pessoas aprendem a conhecer o mundo pela televisão, mesmo que esse mundo não seja tão real assim. Se a realidade é criada pelo olhar, então por que se preocupar com ela? Por intermédio de uma tela aparentemente inocente é criada uma visão de mundo produzida pela indústria do lucro. Pessoas que não estão interessadas em transmitir mensagens essenciais para o crescimento da população e, sim, provocar desejos desordenados, instigar o poder excitante da compra e incorporar modelos de certo e errado baseado naquilo que possa ser comercializado.

As imagens manipulam diariamente milhões de pessoas, determinando um modelo social mais "aceitável". As imagens retiram a liberdade de escolha sem que as pessoas saibam disso. Elas são autoritárias por convencerem que a beleza do corpo só será encontrada nos homens *musculados* e nas mulheres de curvas insinuantes, utilizando a maquiagem digital para esconder quaisquer gorduras excedentes ou sombra de celulite. As novas tecnologias criam simulacros e utopias, produzindo a cada dia novos escravos da beleza.

Por isso, a velhice está se tornando um grande nicho de rendimentos. A notícia de que o país está cada vez mais velho é oportuna para um mercado antienvelhecimento que só cresce. Por que acreditar no envelhecimento como algo natural, se para a indústria da beleza o importante é vender produtos? Para manter funcionando as engrenagens dessa indústria, é preciso criar uma imagem, um código cultural, de que o bom é ser bonito e jovem, eliminando todo e qualquer mau, ou seja, o feio e o velho. Assim, é construída a ideologia de uma estética sem ética. Quem nunca viu nos reclames de produtos de beleza as imagens do antes e do depois? Antes da aplicação do produto é visto a fotografia de uma mulher velha, sem maquiagem, e depois a mesma mulher maquiada e sem rugas. Obviamente, de tanto assistirem a essas imagens, as pessoas acabam sendo condicionadas a temer a aparência feia da mulher velha. É por isso que, ao surgir uma mulher velha e bonita no cenário social, as pessoas ficam intrigadas e querem logo saber qual o segredo de beleza e jovialidade. Nunca ouvi alguém elogiar uma mulher velha apenas por sua beleza, sempre vem junto o elogio à sua aparência jovem: "Você é linda, nem parece ter a idade que tem", como se feiúra fosse um bônus da velhice. No fim da conversa ainda se reserva uma congratulação como se a pessoa tivesse conseguido vencer a batalha do tempo, sem ter sido destroçada pelos anos. As pessoas estão tão condicionadas a ver beleza somente nas mulheres mais jovens que se sentem incomodadas com a normalidade da mulher velha bonita.

Outro dia contei aos meus alunos a história de um homem de quarenta anos que amava uma mulher de setenta. Ninguém acreditou no amor incondicional do homem só porque a mulher era mais velha. Sem dúvida, eles acreditariam se fosse o contrário, pois o código cultural permite assim. As perguntas foram as mais previsíveis: "Ela tem dinheiro?", "Ela se parece com a mãe dele?", "Ela é conservada?".

A natureza, antes compreendida principalmente pelo pensamento pitagórico, como sendo organizada, harmônica e com proporções divinas, passa a ser interpretada pela lente oportunista da mídia como uma natureza perniciosa que provoca o desabamento da pele, o aparecimento de gorduras inconvenientes, de rugas e sulcos aprofundados no rosto, de cabelos brancos e ralos. Afirmando uma juventude bela e brilhante e uma velhice feia e opaca.

Se a velhice é feia, má, indigna, suja, então ela deve ser escondida a todo custo (a um preço alto, é claro). Para isso, surgem os desbravadores da pseudociência anunciando a descoberta de uma série de produtos "ressuscitadores" que ajudarão a combater o processo de envelhecimento. Surge a cada dia um novo "Kit antiidade". Quem nunca leu ou ouviu falar sobre estes kits? Eles contêm restauradores da beleza que nutrem, estimulam, lubrificam, protegem; eliminam e atenuam rugas, sulcos e poros abertos; renovam e rejuvenescem a pele; ajudam a promover os atributos da juventude de forma natural; devolvem o vigor, a frescura e o brilho; regeneram por meio de ingredientes usados para proteger o corpo contra as inclemências do *tempo*. No final da propaganda, em letras grandes, podemos ler: "Sua cútis voltará a ser jovem novamente".

Imagine uma propaganda assim, você compraria este produto?

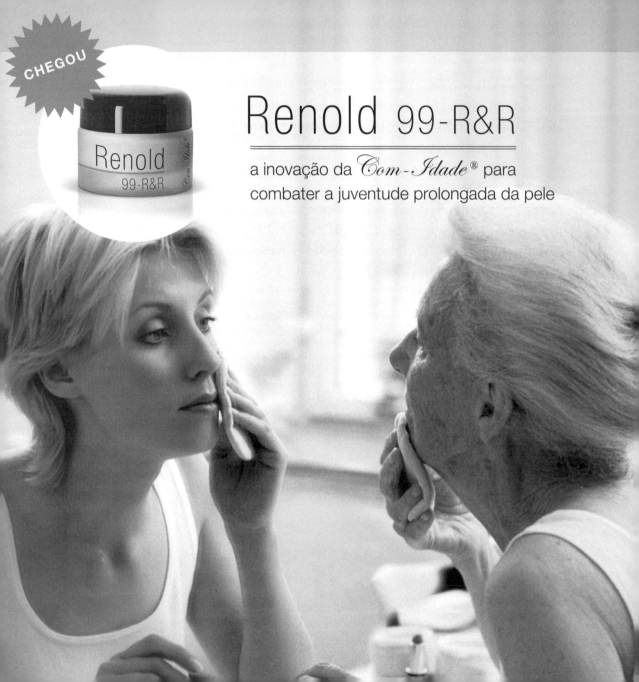

Após dez anos de pesquisa e desenvolvimento, a **Com-Idade®**, líder no mercado mundial de cosméticos contra a juventude prolongada, lança **Renold 99-R&R Creme Facial Reforçador**.

A tecnologia **Aging Remain®**, desenvolvida por cientistas norte-americanos, auxilia no processo de envelhecimento em tempo real, proporcionando o que a natureza tem de melhor e devolve o verdadeiro rosto com suas características saudáveis e com vida. Aprofunda rugas, diminui o brilho excessivo da pele artificial, devolve os contornos da face e ainda ajuda a ativar o processo natural do envelhecimento da pele.

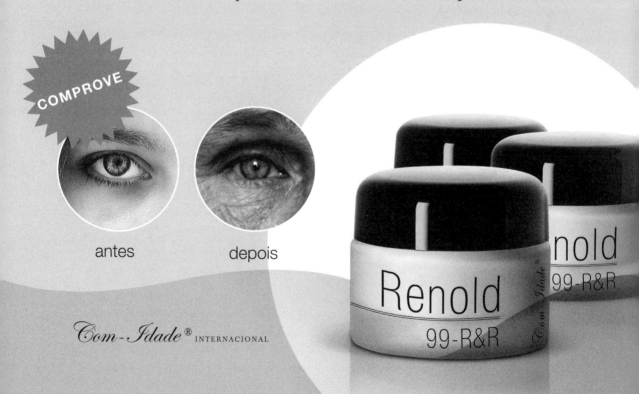

DEPOIMENTO

Gostaria de deixar aqui o meu testemunho. O creme Renold 99-R&R mudou a minha vida. Eu tenho 69 anos de idade, e agora pareço mais velha. Sempre fui obcecada por aparentar mais velha, sábia, experiente, e não conseguia. As pessoas me viam como imatura, inexperiente, sem graça, vaidosa, só porque não tinha rugas. A minha pele era esticada como couro de tambor. Eu cheguei a ficar deprimida porque a aparência jovem não me abandonava. O meu marido se separou de mim para se casar com uma mulher mais velha, dizendo ser uma pessoa muito mais qualificada na vida do que eu. Chorei durante meses, tomei remédios, mas sem conseguir o que eu mais queria. Necessitava ser velha com rugas pronunciadas. O meu rosto não correspondia aos movimentos de meu corpo, eu era como um Frankenstein.

Hoje, ao me olhar no espelho, sinto-me bem, posso contar a minha história por meio de cada sulco profundo. O amadurecimento de minha pele demorou acontecer, e agora com a ajuda do creme Renold 99-R&R, posso ver a força de meu caráter. Minhas novas rugas mostram minha passagem, os desafios vencidos, minha história escrita. Elas a mim pertencem, porque pude viver cada situação com afinco. Antes eu não tinha nada, só uma pele lisa, sem desenhos e sem expressão. Eu me sentia uma mulher frívola, sem algo para mostrar. Era um sentimento horrível.

Quando vi o anúncio do creme Renold 99-R&R pela primeira vez, fiquei entusiasmada, ao mesmo tempo descrente. Como um creme poderia me deixar mais velha? Mesmo assim, resolvi experimentar, liguei e comprei dois potes de uma vez. No início percebi que a pele ficava menos lustrosa. Já fiquei contente, pois a minha pele era cheia de brilho parecendo uma panela bem areada. Quando surgiu a primeira ruga, dei pulos de alegria. Acompanhei passo a passo a evolução da primeira linha, era como uma letra desenhada no meu livro *existencial. Não acreditei no que estava vendo. Fotografei várias vezes a minha primeira ruga. Ela crescia bela, suntuosa, ficava cada vez mais profunda. Você sabe, o que é mais profundo tem mais valor.*

Eu percebi que no segundo mês, fazendo uso do creme, novas rugas começaram a nascer. Elas se tornavam minhas filhas queridas. Cada uma trazia consigo uma lembrança diferente. Não quero ser fútil, nem infantil, mas tenho de confessar, comecei a nomeá-las de acordo com as situações vividas. Duas rugas, no canto direito e esquerdo da boca, denominei-as de rugas gêmeas. Elas eram simétricas, perfeitas. Surgiram quando descobri que podia ser amada novamente. E, o mais importante, por um homem que sabe ser admirador das velhas mulheres. Não sei se o senhor é assim, se for me desculpe, mas muitos homens gostam de jovens mulheres porque elas são mais ingênuas, ainda não tiveram a chance de serem mulheres de verdade. As mais velhas são mais autênticas e se posicionam melhor, não é mesmo?

O meu rosto está adquirindo forma real, nuance austera, semblante sereno. Quando as rugas do canto dos olhos surgiram, denominei-as de "visão apurada". Estava me tornando mais seletiva acerca de meus relacionamentos e gostos. Já surgiram quase todas as rugas de que tenho direito, e me sinto maravilhosa. Agora, posso dizer que estou envelhecendo porque só as pessoas reais envelhecem. Não sou aquela boneca de porcelana de antes, a qual qualquer um fazia o que queria para depois descartar.

Hoje em dia posso me pertencer, tenho a mim mesma, e minhas rugas manifestam minha incrível trajetória de vida.

Muito obrigado por me ajudarem a ser eu mesma.

Atenciosamente,

Isabela Buena Senex

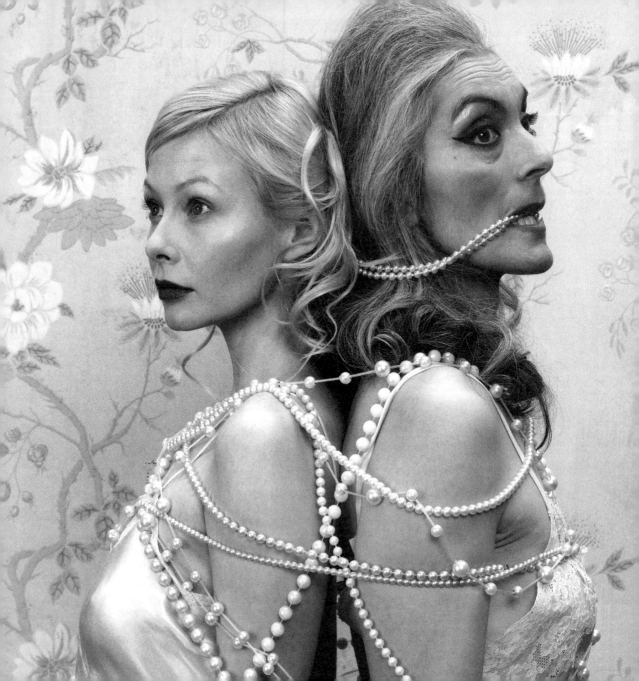

Capítulo III | A competição da beleza

Todos conhecem a história da rainha-mãe, madrasta de Branca de Neve. Ela é mais velha e má, enquanto a jovem princesa é bela e boa. Este estereótipo marcante ainda dita o ideal de juventude para as mulheres contemporâneas. Por isso nenhuma mulher quer envelhecer com medo *de se tornar* a vilã da história, *a bruxa má*.

Com ciúme da beleza de Branca de Neve, a madrasta não mede esforços para ver a enteada morta. Diariamente perguntava ao espelho: "Espelho, espelho meu, existe alguém mais bela do que eu?". E o espelho respondia: "Minha rainha, sois muito linda, mas Branca de Neve é mais bela ainda". Essa mesma pergunta continua a ser feita, inconscientemente, pelas mulheres *quando se olham* no espelho. O medo de serem julgadas pelo espelho é algo tão aterrorizante para elas que seus banheiros estão repletos de cremes e corretivos de inúmeras marcas. Quantas mulheres diariamente ficam decepcionadas por não estarem dentro do ideal de beleza?

A rainha se enfurecia sempre que ouvia a resposta. A inveja deixava seu coração repleto de ódio, e assim ela decide mandar o caçador matar a bela princesa. Aquilo que não é possível suportar tem de ser morto, ficar distante do olhar. Muitas mulheres sonham com a cirurgia plástica, tentando matar o que as incomodam. Elas falam diariamente com o espelho: "Podia dar um fim a estas pálpebras empapuçadas"; "Eliminar estes pés de galinha"; "Retirar este papo", e, assim, por diante. As expressões *dar um fim, eliminar, retirar* vêm repletas de raiva pelo medo do julgamento.

O caçador se encanta com a beleza da princesa e não tem coragem de matá-la, e Branca de Neve foge para a floresta. Todos sabem como a história termina. A jovem encontra o príncipe e é feliz para sempre. Muitas mulheres mais velhas, decepcionadas com seus relacionamentos, tentam apagar o passado para se lançarem numa nova vida, sonhando encontrar o príncipe e alcançar a felicidade.

Um conto de fada é cheio de imagens e fantasias, possui uma moral intrínseca. Essas imagens determinam comportamento, criam desejos, instigam medos, aguçam a curiosidade e a busca de soluções para o enfrentamento da vida. Os contos de fadas são também reverberações de nossas vozes interiores. O conto da Branca de Neve faz parte da história pessoal de muitas mulheres. Pelo fato de ser um amálgama de imagens do inconsciente acabam por instigar as mulheres a buscarem seus príncipes, e para isso acontecer é preciso que elas estejam bonitas e jovens. Será necessário matar o que as impedem de conseguir a beleza. Se pensarmos o conto pela perspectiva da rainha-mãe, veremos que ela só queria ser a mais bonita para ser feliz, e Branca de Neve impedia que isso ocorresse.

A mulher mais velha pode sentir inveja de uma mulher mais jovem. Esses códigos estão tão bem estruturados que elas se tornam presas fáceis do mercado da beleza. Por exemplo, nas capas de revistas de moda só existem fotografias de mulheres jovens. Estas revistas, de modo geral, são destinadas a um público de mulheres mais velhas, porque são elas (faixa de idade entre 35 e 50 anos) que possuem maior poder aquisitivo para adquirir os produtos anunciados dentro da revista. A tática é simples: usar modelos mais jovens que induzam as mulheres mais velhas a um ideal estético. Não vemos mulheres de cinqüenta anos nas capas, a não ser que seja para enaltecer o "envelhecer bem", com suas respectivas receitas de produtos antiidade.

É natural que surja o sentimento de inveja da mulher mais velha e a perseguição por parte dela por um modelo estético mais jovem. Forma-se então o ideal cultural da beleza jovem, formando a crença popular de que a mulher bonita é sempre a mulher jovem. Mesmo que ela seja velha, ainda assim poderá ser considerada jovem, se ela usar, é claro, a maquiagem correta.

A imagem idealizada da mulher bela começou a tomar grandes proporções no fim do século XIX, quando as atrizes do cinema se tornavam imagens de beleza. A indústria de Hollywood passou a difundir o modelo de "beleza correta". As mulheres não mediam esforços para obter os mesmos métodos de embelezamento das atrizes. Se todos querem comprar, por que não vender a elas? A indústria do entretenimento surge, e dali em diante seria possível comprar aquilo que se via nas telas. Não bastava ser uma boa mulher, tinha de ter mais tempero, era preciso alcançar a beleza perfeita.

Se você pode ser bela, por que ser feia? A beleza passou a ser uma exigência, uma cobrança. As mulheres se sentem olhadas e julgadas, principalmente pelas outras mulheres. Mesmo que não queiram, elas estão participando de um concurso de beleza ininterrupto. Quem não se enquadra poderá ser chamada de feia, desleixada, relaxada, desrespeitada, indigna.

No século XX surge a tensão da concorrência. A competição é acirrada em aparentar menos idade e ter uma beleza sempiterna. Segundo Gilles Lipovetsky, na França, a revolução contra a idade avançou a passos largos. Em 1995, os produtos preventivos antiidade ou anti-rugas perfizeram um faturamento de 1,2 bilhão de francos, ultrapassando o dos produtos de maquiagem. A evolução é similar nos Estados Unidos. Em toda a história os métodos de embelezamento sempre existiram para quem podia pagar. Tanto que a divisão de classes podia ser vista na aparência das pessoas. No Renascimento, por exemplo, o uso de cosméticos se alastrou de tal modo que todos queriam obtê-los. Os pós baratos de raízes de flor-de-lis eram vendidos para as pessoas comuns, enquanto água misturada com pó de pedras preciosas, pérolas e folhas de ouro ficavam para as pessoas mais abastadas. A seleção natural da beleza sempre existiu e sempre existirá. Que vença o mais belo! Ou seja, aquele que tem mais condições de pagar pelos produtos de embelezamento.

∞ A propaganda verdadeira é mais bonita

No jogo de mercado das indústrias que fabricam máscaras para aparentar menos idade, o importante é competir. Todavia, a comparação é o que traz infelicidade. Se cada um pudesse perceber o seu próprio ritmo de envelhecimento o processo seria mais bem aceito e tranqüilo, não haveria problemas, e as pessoas poderiam maquiar o rosto sem fingir ser o que elas não são. Quem precisa de máscaras a ponto de ser totalmente diferente daquilo que é, indubitavelmente é porque necessita de proteção, porque teme a rejeição. Muitas mulheres acusam a vaidade, outras ainda se justificam dizendo ser auto-estima elevada. Nossos bolsos estão sempre cheios de justificativas para todas as situações com as quais recusamos nos defrontar.

O grande problema da vaidade é o vazio da comparação. As pessoas mais vaidosas são também as mais críticas, julgam e ridicularizam quem não está no mesmo patamar de "beleza". Muitas mulheres vaidosas, por exemplo, pensam que elas são mais novas (como se o registro de nascimento não existisse) só porque a outra (de mesma idade cronológica), às vezes de classe econômica inferior, aparenta ser mais velha. Isso de modo algum significa que a outra é a velha, enquanto as mulheres vaidosas são as jovens. Se estas possuem capacidade de comprar produtos de beleza caros, roupas de grife, e ainda ter tempo para ficar o dia todo cuidando da beleza porque não trabalham, não quer dizer que elas sejam mais novas e mais bonitas. Muitas delas ficam um tempo enorme na frente do espelho, passando camadas e camadas de cremes, com a idéia de que assim ficarão mais jovens. Elas fazem isso porque confiam nas bulas dos cremes ressuscitadores. O que elas não sabem é que o espelho mágico também adora ludibriá-las. Ao olharem-se no espelho, elas só conseguem ver aquilo que desejam ver, pois ninguém pode enxergar com o olho do outro. O espelho se torna mágico porque ele reflete os interesses de quem está na frente dele. Cria-se a ideologia da eterna juventude, e essas pessoas passam a duvidar de que irão envelhecer e morrer.

As propagandas de produtos antienvelhecimento são tão envolventes que acabam por convencer muita gente de que é possível voltar no tempo. E mesmo não sendo verdade, elas constroem a imagem ilusória de um rosto jovem e belo. As vendas de produtos cosméticos antienvelhecimento crescem exponencialmente porque eles certeiramente atingem um ponto temido pela maioria das pessoas: estar feio porque se está velho. Todos, de certo modo, temem não possuir beleza suficiente para manter a potência de sedução. O problema, contudo, não é o envelhecimento e, sim, o código cultural que determina que ser velho é ser feio, e se velhice e doença acabam sendo sinônimos por este mesmo código, então é preciso tratar a feiúra da idade.

Tempos atrás fui ministrar um curso sobre envelhecimento. Durante todo o primeiro dia do curso, discorri sobre a falácia dos produtos antienvelhecimento. Cansado, fui ao hotel tomar um banho, e quando estava usando o xampu, percebi no rótulo que era um xampu antienvelhecimento. Nunca leio as promessas das embalagens de xampus, porque não acredito nelas. Se elas fossem verdadeiras eu não seria calvo, era só utilizar diariamente os xampus de jaborandi e pronto. Quando compro xampu, só observo para qual tipo de cabelo ele se destina. Também com a quantidade de cabelo que tenho, não precisaria me preocupar com isso, porém me condicionei a usar xampus para cabelos secos, mesmo não tendo mais cabelos secos como na minha adolescência. Ficamos tão envolvidos por esses produtos, que eles passam a fazer parte de nosso cotidiano. Infelizmente, nunca mais encontrei o tal xampu, pois queria saber qual era a fórmula mágica dele.

Comumente as pessoas mais velhas me perguntam se eu consigo adivinhar a idade delas. Elas querem elogios, é claro. Eu sempre respondo que não sou bom com números. Então, para verificar a reação delas, eu também pergunto se elas conseguem adivinhar a minha idade. Minha aparência sempre foi de uma

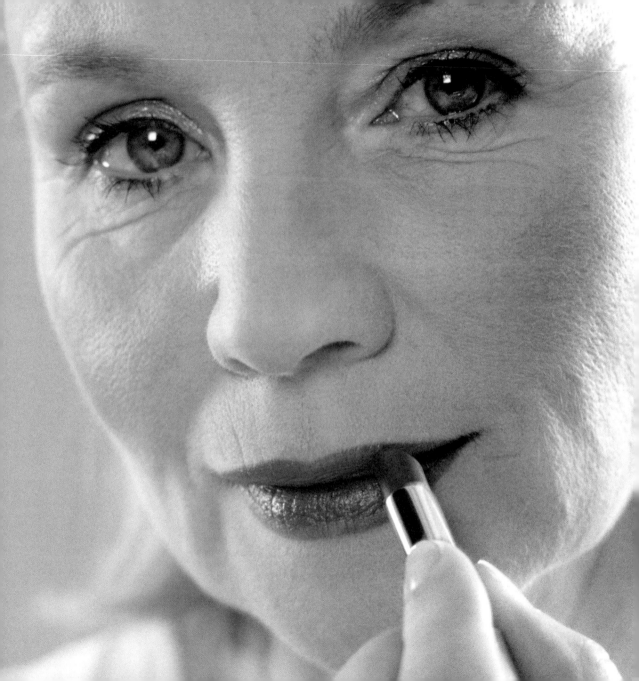

pessoa mais velha. Elas tentam puxar para baixo, e mesmo assim acabam dando mais cinco anos para mim. Quando eu revelo a minha idade, elas pedem desculpas. Fica claro que aparentar uma idade maior é um problema em nossa sociedade, e se pedem desculpas é porque elas pensaram ter sido rudes, como se dizer ao outro que ele parece ter mais idade fosse um xingamento. É por isso que a indústria cosmética tem a força que tem. Ela, sem dúvida, utilizará o marketing da melhoria da aparência, obtida pelos cremes faciais, como sendo devido ao retardamento do envelhecimento. O que não é verdade. Aparentar ser mais velho ou mais novo é arbitrário. A idade cronológica não quer dizer nada, mas as pessoas continuam acreditando que com uma boa maquiagem podem diminuir o número da idade impresso na certidão de nascimento.

Os produtos antienvelhecimento prometem conseguir retardar e até reverter o processo de envelhecimento. Essas promessas são tão absurdas, que em junho de 2002 foi publicado um relatório sobre o envelhecimento humano, produzido por 51 especialistas de renome no assunto. O documento foi publicado na revista *Scientific American* com o título "*No truth to the fountain of youth*" (Nenhuma verdade para a fonte da juventude), escrito por cientistas de peso na área do envelhecimento: Leonard Hayflick, Bruce A. Carnes, S. Jay Olshansky. Os pontos mais relevantes da pesquisa são mostrados abaixo:

- Nenhuma intervenção foi ainda provada ser capaz de diminuir, parar ou reverter o envelhecimento humano.
- O mercado dos cosméticos é muito rico em produtos sem qualquer valor terapêutico ou embasamento científico.

- Vários estudos foram realizados em laboratório e nada foi comprovado quanto à ação dos antioxidantes sobre o processo de envelhecimento.

- Não se conhece qualquer hormônio que interfira diretamente no processo de envelhecimento.

- Não se conhece um meio confiável de medida dos processos que controlam a longevidade de uma pessoa.

- Nenhuma pesquisa mostrou até agora que seja possível o controle genético sobre a mortalidade.

- Não é possível <u>rejuvenescer</u>, revertendo o inexorável processo do envelhecimento.

- Os exercícios físicos podem proporcionar uma maior expectativa de vida, mas não interferem diretamente no processo de envelhecimento.

Em resumo, a conclusão dos biogerontologistas foi não haver mudanças de hábitos ou de estilo de vida, procedimentos cirúrgicos, vitaminas, minerais, antioxidantes, hormônios ou técnicas de engenharia genética que interfiram no processo de envelhecimento. Mesmo assim o mercado cosmético cresce consideravelmente. Segundo dados da ANVISA (Agência Nacional de Vigilância Sanitária), o Brasil é hoje o terceiro maior mercado consumidor de cosméticos no mundo, perdendo apenas para os EUA (que é o primeiro) e o Japão. A ANVISA recebe, anualmente, entre três e quatro mil pedidos de registro de produtos cosméticos. São quase dez produtos por dia, e isso num país onde as pessoas não têm tantos recursos econômicos para retocar a beleza.

ॐ Cegueira de imagem

A indústria da ilusão seqüestra as pessoas, principalmente as mulheres, tornando-as reféns de seus produtos. É preciso trabalhar mais para poder comprá-los, fazer economias para adquirir o produto e estar "bem". O despotismo da beleza determina que aqueles que não usarem os produtos serão considerados desmazelados, feios, anti-sociais. Muitos chegam ao absurdo de afirmar que a pessoa não trata da beleza porque está deprimida. Muitas querem estar dentro do modelo de beleza, e, de tanto tentarem, acabam por ficar alienadas e com os olhos corrompidos.

Do mesmo modo que o meu pai queria fazer comigo quando eu era criança, impondo a verdade dele, as propagandas se tornam autoritárias, ainda que de modo mais sutil (subliminar), querendo incutir em nós um modo de pensar. Nos shows televisivos existem muitos reclames de produtos de eficácia duvidosa sendo mostrados como se fosse a salvação de todos os problemas. Muitas vezes não é preciso pensar muito para saber que as pessoas estão sendo ludibriadas com tal promessa. É o caso de produtos para emagrecer, gel eliminador de celulite e estrias, torneador do corpo por meio de choques elétricos, entre muitos outros. São essas atitudes antiéticas que permitem o tráfico de imagem de um produto de eficácia duvidosa. Porque a norma é: "Se pagar bem, terá a melhor imagem para o seu produto".

Quem se rebela, fica fora do circo, e será ameaçado a sofrer o isolamento. Uma mulher mais velha que não pinta os cabelos brancos, por exemplo, é considerada inapropriada para estar em sociedade, é negligente, desleixada. Ninguém quer estar do lado de gente assim. Já vi mulheres tentarem assumir os cabelos brancos, mas desistiram por não suportarem a pressão, justificando não ser pela opinião alheia e, sim, porque elas mesmas acharam feio. As pessoas adoram dizer que suas atitudes não tiveram nenhuma influência do meio nem tampouco dos outros. Mentira! Como bem escreveu Sartre: "Sou possuído pelo outro; o olhar do outro modela meu corpo em sua nudez, causa seu nascer, o esculpe, o produz como é, o vê como jamais o verei" (SARTRE, J. P. *O ser e o Nada*. 9. ed. Petrópolis: Vozes, 2001, p. 454). Se somos produtos e produtores de uma cultura, nós não sabemos quem influenciou quem primeiro.

Não podemos achar feio ou bonito aquilo que não podemos enxergar. Se os nossos olhos foram lesados por propagandas falsas, então estamos cegos para as verdadeiras imagens de beleza. Não é possível enxergar além das imagens exibidas, porque fomos condicionados a ver somente o cenário de uma suposta beleza. Se ao longo do tempo fomos treinados a ver beleza no padrão estético vendido pelos meios de comunicação, como ir além da imagem para ver a verdadeira beleza? Não é tarefa fácil.

Lembro-me de nos intervalos de um programa televisivo que gostava de assistir, no horário nobre, haver um reclame de um produto para eliminar celulite, no qual aparecia uma silhueta feminina, e no final o locutor perguntava: "Quem não quer ter um corpo assim?". De tanto ouvir essa pergunta, certo dia eu estava pensando em outra coisa, mas por um momento cheguei a pensar: "E se eu tivesse um corpo assim?". De repente percebi que eu estava pensando em ter um corpo com uma silhueta como a exibida, mas se eu não tenho celulite e não sou mulher, por que estava pensando assim? Porque o meu cérebro, de tanto ser abarrotado pela repetição daquela imagem, foi induzido à dúvida. Mesmo eu não sendo o alvo da propaganda, fui acometido por ela. É importante dizer que o nosso cérebro é um sistema que não suporta lacunas (dúvidas); onde há lacunas, ele tentará preencher com alguma coisa. Por exemplo, no desenho abaixo, não é necessário que ele esteja completo para que o cérebro consiga interpretar a imagem como sendo de um cavaleiro em seu cavalo.

Os nossos pensamentos são facilmente condicionados pela repetição. Quando menos se espera, passamos a pensar em algo que não tem a ver conosco. Imagine se a propaganda fosse destinada a mim, como muitas outras de produtos para fortalecer o abdômen. Cair nas redes das propagandas televisivas é muito fácil, principalmente quando estamos cansados e vulneráveis. Pela insistência da repetição, podemos ser conduzidos a crer que necessitamos de tais produtos, mesmo que nunca façamos uso deles, como é o caso de tantas pessoas que compram bicicletas ergométricas para fazer exercícios diários a fim de ter o corpo do modelo da propaganda, mas o máximo que conseguem é transformar essas bicicletas em cabides para roupas.

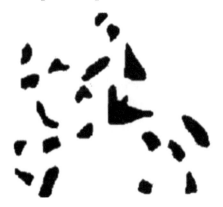

Não é nada fácil ir além da imagem que nos corrompe diariamente. Passamos a confiar nelas sem questionar. É por isso que ninguém aceita o modelo da velhice. Se já sabemos que a velhice é feia e inadequada, e por isso temos tantos produtos a fim de evitá-la, quem recusar comprar tais produtos e quiser ir contra o modelo, romperá o vínculo podendo ser mal visto.

O tempo passa rápido, e por isso temos de ser hábeis na imitação e correr atrás dos diversos padrões de beleza. Quando criança era bem mais fácil imitar o outro, pois precisávamos apenas agradar os parentes mais próximos. Ao crescermos o mundo se amplifica, então precisamos ir à procura de outros modelos para agradar as pessoas com as quais precisamos conviver. E se elas são diferentes umas das outras, então necessitamos de instrumentos competentes, mapas ilustrados. Sem os modelos adequados, podemos acabar à deriva do círculo de relacionamento social.

As imagens produzidas pela mídia determinam uma regra e nos fornecem um modelo pronto, retirando de nós a liberdade criativa. A mídia nos induz a ver aquilo que ela quer mostrar. Passamos então a ser o coelho nas mãos do ilusionista. Mesmo que este seja totalmente falso, ser o coelho acaba por nos dar algum sentido. Se formos *bonzinhos* e aprendermos bem a lição, agradaremos aos nossos *pais*, e assim poderemos participar como personagem da história deles. Caso sejamos rebeldes, poderemos perder tudo e ainda ser classificados como maus, feios e desobedientes. Ninguém quer ser desobediente e ficar fora do jogo da convivência. Desse modo, é preciso seguir as regras. Ou seja, é aceito perder a subjetividade, mas nunca a pose.

O mundo da televisão é um mundo objetivo. O mundo da arte, ao contrário, é subjetivo. A arte está em nós, portanto ela sai de nossa subjetividade para

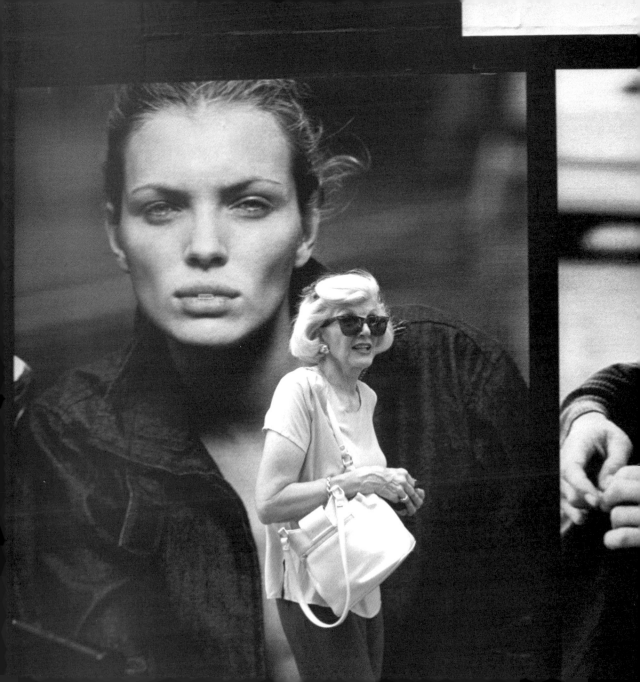

criar o que vemos. A arte não é rígida como a televisão, que nos dá um mundo pronto que não nos pertence. Pela arte, criamos a beleza naquilo que nos toca e nos dá significado, enquanto que a televisão nos envolve de imagens terminadas de uma suposta beleza e ficamos cegos para ir além. O pior é que ninguém acredita na própria cegueira, porque todos compartilham das mesmas imagens. Ao abrirmos os olhos para um novo dia já estamos sendo contaminados com a poluição dos reclames, dos outdoors ofuscantes, das inúmeras capas de revistas em bancas de jornal, das imagens retumbantes da televisão, dos panfletos distribuídos nas ruas e das embalagens dos produtos.

Toda a doçura de uma suposta beleza provoca catarata em nossos olhos. Essa película permite enxergar somente o que o sistema midiático quer que nós enxerguemos. Não é mais possível ver o que vai além do olhar. O olhar ficou pobre e impotente, e ver a profundidade das coisas e das pessoas acaba se tornando impossível.

A estética sem ética do espetáculo midiático desnuda o sujeito transformando-o em objeto, *coisifica* a ternura e a sensibilidade, corrompe o corpo, e a essência se torna produto. Essa estética sem ética consegue colocar uma lente em nossos olhos para devorar todo o significado do belo, condenando a nossa humanidade ao materialismo simples. Somos levados à ignorância da simplificação, impedindo-nos de pensar, criar, refletir e agir conscientemente. A beleza plastificada que todos nós conhecemos consegue destruir qualquer promessa de sentimento genuíno e vivificante.

∾ A aparência é um simulacro apenas

Em nossos dias a aparência tornou-se artigo de primeira necessidade. Ter um corpo bonito pelo modelo estético vigente é o que a maioria das pessoas insiste em buscar, mesmo que não consiga sentir de fato a beleza, pois sentir deixou de ter importância, o que realmente importa é a exibição do corpo. Aparecer na televisão, por exemplo, se tornou um sonho nacional, seja como peça de deboche nos programas de humor, seja como um infeliz coitado no palco dos programas sensacionalistas. As pessoas acreditam que ao se verem na tela da televisão estão confirmando sua realidade. Porque o que está no exterior passou a ter mais valor e sentido do que aquilo que habita no interior. E, infelizmente, o ideal (sombras e fantasmas) de beleza parece ter se tornado o único caminho para estar bem no espetáculo da vida.

Quando o corpo ideal não é alcançado, ele deve ser mandado para o reformatório; sofrer para aprender a ser belo. Os métodos são bem conhecidos e indicados deliberadamente. Sou freqüentemente questionado se é bom fazer exercício físico para estar mais jovem. Exercício físico melhora as condições físicas, propiciando uma melhor qualidade de vida, mas não rejuvenesce. Vejo muitas mulheres que odeiam exercitar-se, mas acreditam na fantasia de que ficarão mais jovens e bonitas se assim fizerem, conformando-se com o suplício da beleza. Enganam-se em acreditar no efeito da ginástica como dilapidador de pelancas, nas dores nas costas pelo esforço excessivo como benéfico para a saúde, na privação alimentar pelas dietas rigorosas como prenúncio ao corpo de modelo.

Numa época de tanto narcisismo, o importante mesmo é "ter" um corpo para exibição, porque "ser" um corpo se tornou *old fashion*. Ademais, uma vez na passarela da vida, o importante é ter um corpo bem diagramado para estar de acordo com as normas estéticas.

A necessidade de aparecer se tornou tão grande que a vida privada passou a se confundir com a vida pública. O que antes as pessoas faziam somente dentro de quatro paredes passou a ser feito em rede nacional. O corpo deixou de pertencer ao indivíduo para ser um corpo repartível com todos que se interessarem por ele. A perda da identidade pessoal gerou também uma contínua insatisfação e, por conseguinte, desejos desenfreados em ter sempre um novo corpo. As pessoas querem modificar o corpo *original* porque se cansam rapidamente dele. O desprazer de ter sempre o mesmo corpo leva muitas pessoas a intensificarem sua sensação por meios de perfurações, lacerações, *piercings*, tatuagens. As pessoas que desconfiam da própria existência precisam sentir na pele algo que as façam retornar ao corpo. Por isso usam métodos que visam à reapropriação de um corpo que ficou separado, ausente e distante.

Enquanto as pessoas não fizerem o caminho de volta, para dentro delas mesmas, continuarão presas no fosso de suas existências. Por isso o número cada vez maior de deprimidos. As chances de obter referências próprias se tornam nulas se o indivíduo não visitar a esfera da interioridade.

A beleza, contudo, é muito mais complexa do que imaginamos. Atualmente, em uma realidade totalmente maquiada e retocada pelas sombras da ilusão, fica difícil contemplá-la. Quem quiser alcançar o sentido verdadeiro da beleza terá de ir além da máscara do palhaço, terá de trilhar o caminho de volta, ou seja, será preciso *re-volta*. Lá, porventura, será descoberto que a verdadeira beleza sempre esteve latente, independente de idade cronológica e de características físicas. Para se contemplar o belo será preciso renovar o aprendido, a fim de se adquirir um novo olhar. Por meio da sensibilidade é possível apagar todas as luzes de casa e em silêncio lograr ver o brilho das estrelas.

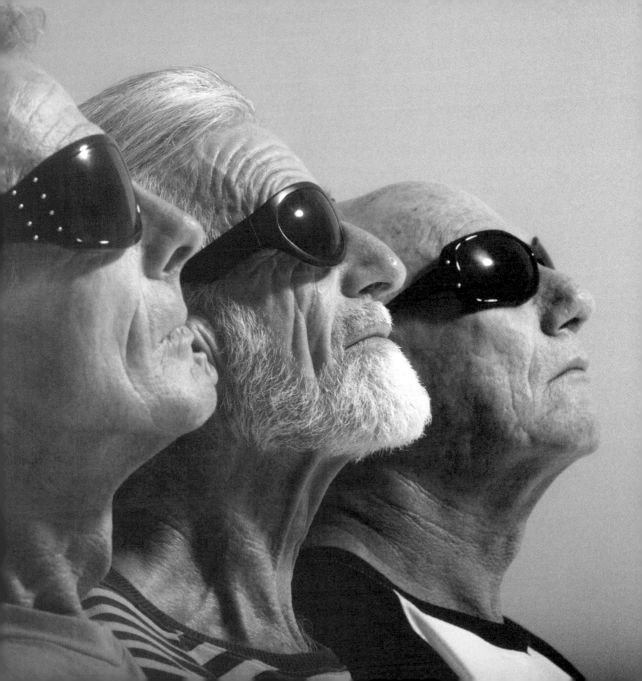

Capítulo IV | Os sensíveis contemplam a beleza

> Na realidade, o que é afinal a beleza, senão a imagem refletida – contemplada por nós – de uma felicidade extraordinária da natureza, pela descoberta de uma nova e fecunda possibilidade de vida?
>
> Friedrich Nietzsche

A beleza da lua me fascina desde a infância. Aprendi a contemplá-la ao lado de minha mãe, que sempre me chamava para estar com ela para assistir às mudanças das fases lunares. Vivi grande parte das transformações da lua ao lado dela, e pude desfrutar muitas de suas superstições sobre a vida. Nós nos debruçávamos no parapeito da janela e ficávamos juntos, silenciosos sob a influência da lua cheia. Reverenciávamos a noite como uma espécie de meditação e consagração. Ali parecia podermos atingir a totalidade. Nada era dito, nenhum desejo existia naqueles momentos. Parecia haver somente corpos entremeados em um único sentimento. A lua alta com silhueta arredondada era, para mim, a representação sensível e misteriosa do cosmos, que me propiciava o sentimento de religação do meu espírito. Contemplar a lua significava adorar Deus, em Seu aspecto feminino, passivo receptivo, acolhedor e renovador.

Subitamente uma ciranda de nuvens deixava a lua opaca, a escuridão da noite fechava nossos olhares, deixando-nos inquietos. Quando um sentido se apaga, outro se acende. Neste ínterim conversávamos sobre a beleza. Minha mãe acreditava ser Deus a beleza suprema, enquanto a luz da lua, a bênção a cair sobre nós. O sentimento de gratidão era incomensurável. Poderíamos estar conectados com o nosso Eu profundo e ser Um. Não tínhamos dúvida de que a plenitude daquele instante era a única e verdadeira expressão de beleza.

~ Lágrimas de beleza

Contemplar a beleza me emocionava a ponto de surgirem lágrimas. Foi difícil compreender aquela estranha emoção, pois pensava ser tristeza. Por que o belo me fazia chorar? Minha mãe justificava ser pelo fato de algumas crianças serem diferentes de outras. Uma criança sensível tinha reações completamente diferentes daquelas com menos sensibilidade. Mesmo com a explicação dela, ainda me considerava anormal, queria ser igual aos meus colegas, fortes e protegidos pela insensibilidade. As crianças sempre buscam aprovação do grupo, e um menino que chorava pela beleza não podia ser normal. Portanto, como defesa, investi inconscientemente na dessensibilização. Na infância a criança cria couraças de proteção para se sentir seguro na relação com os outros. A construção das couraças musculares é claramente observada nas crianças que vão para escola e passam a experimentar seus primeiros relacionamentos sociais. Os movimentos de uma criança que se relaciona somente em casa com pessoas conhecidas são movimentos suaves, totalmente livres. Após entrar em contato com estranhos, ela passa a aprender a usar máscaras, formando sua personalidade. Essas máscaras são observadas nos movimentos contidos e nas posturas premeditadas.

Investido de minha couraça, passei a me permitir sentir a beleza apenas ao lado de minha mãe, pois ela me aceitava da maneira como eu era, embora ficasse preocupada com as minhas reações. Os pais costumam analisar o comportamento dos filhos e julgar o que consideram anormalidades. Minha mãe, ao contrário de meu pai, apesar de desconhecer o comportamento humano, conseguia intuir que as minhas reações eram normais, mesmo sendo incomuns. Todas as vezes que ela encontrava algo que pudesse me proporcionar beleza, corria para me chamar, pois queria me alimentar de contentamento. Foi um gesto de generosidade e ensinamento repleto de sabedoria. Embora tentasse, não sei se fui tão hábil, quanto minha mãe, em ensinar minhas filhas a sentir a beleza. Não sei dizer se a sensibilidade pode ser ensinada, se a capacidade de transcendência ao mundo sensível pode ser herdada, mas sei que a emoção do corpo ao ver o belo pode ser construída pela educação dos pais.

Desconhecia o que passava pela cabeça de minha mãe naqueles momentos, mas ainda lembro-me da imagem de seus olhos repletos de regozijo e orgulho do filho. Compreendo que chorar ao sentir a beleza não é muito comum entre as pessoas, mesmo porque somos condicionados a sentir preocupações e a nos defendermos dos supostos perigos da vida. Não estamos acostumados a exercitar o despojamento de nós mesmos para fazer parte do objeto contemplado, a fim de nos tornarmos um. Pelo contrário, aprendemos a ser egocêntricos e, portanto, o ego tem de estar protegido por uma barreira na qual se divide o que está dentro (o que é bom e bonito) daquilo que está fora (o que pode ser ruim e feio). Sendo assim, aquilo que é exterior passa a ser uma aparência que ora agrada, ora não.

O fluxo dos objetos mentais

Nós apreendemos o mundo em forma de imagem mental. Se pararmos um instante e refletirmos sobre o que realmente pertence a nós, verificaremos que não podemos ter nada senão imagens em nossa mente. Diariamente passamos por uma experiência sensorial interessante, mas nem sempre nos damos conta disso. Pela manhã, ao nos prepararmos para sair de casa, inicialmente temos de escolher uma roupa para vestir, então abrimos o armário e olhamos para aquela que mais nos agrada naquele dia. Não costumamos pensar na camisa ou na calça como algo que fará parte de nós, principalmente porque existe uma distância do corpo – segundo a nossa visão a roupa ainda está dentro do armário. Ao optarmos pela roupa e vesti-la ocorre um fenômeno fantástico; em poucos segundos ela desaparece como roupa para se tornar corpo. A sensibilidade tátil entra em acomodação muito rapidamente, e logo deixamos de sentir a roupa roçar na pele. Introjetamos a roupa como imagem mental. Não fosse assim, passaríamos o dia todo pensando na vestimenta e não nas tarefas a serem realizadas.

Nossos sentidos são capazes de transformar as coisas do mundo em modelos na nossa mente. Estes são representados como objetos mentais: a cadeira na qual nos sentamos, o relógio, o telefone, a casa onde moramos, o carro e tudo mais. As pessoas são também representadas como objetos em nossa mente. Do mesmo modo o nosso corpo é representado como algo e também como alguém. Em suma, tudo faz parte de nosso cenário mental.

Quando vestimos uma roupa e nos sentimos *bem* com ela, acreditamos que foi uma boa escolha porque a roupa caiu *bem*, ou seja, apresentamos uma *boa* aparência. Ninguém se veste para se sentir feio. Confiamos que a boa aparência

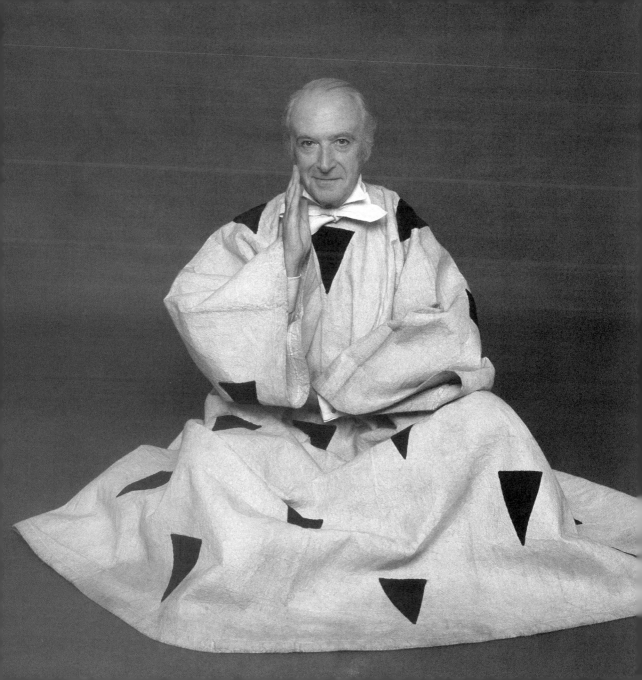

da roupa nos tornará mais belos, isso porque o conceito de beleza está diretamente ligado ao conceito daquilo que seja bom e agradável.

Existem aqueles dias em que estamos nos sentindo *mal*, achamos que a nossa aparência está *desagradável*, ou seja, nos sentimos *feios*. Quando nos sentimos assim, demoramos muito mais tempo para escolher a roupa. Às vezes, experimentamos várias roupas e nenhuma combina conosco. Combinar significa harmonizar e, como vimos, harmonia é também outro conceito de beleza.

Vivemos em busca de referências para nos situarmos melhor no mundo. Tais referências podem ser agradáveis ou desagradáveis. Tudo aquilo que nos propicie prazer, fascinação, harmonia, admiração, apreço, costumamos acreditar como sendo bom e, conseqüentemente, bonito. Tudo aquilo que nos provoque repugnância, desagrado, repulsa, desprezo, pavor, denominamos de ruim e, portanto, feio.

Um objeto agradável faz com que as pessoas se aproximem dele e sintam vontade de possuí-lo, enquanto que a experiência desagradável provoca afastamento e desejo de exclusão. Em resumo, nossa necessidade de apresentar uma aparência agradável aos outros é um fator primordial para mantermos nossos vínculos. Como disse, no âmbito mais profundo, temos receio de sermos excluídos e isolados. Para preservarmos nossa sobrevivência precisamos conquistar um lugar ao sol. Evidentemente, para conseguir estar em relação com o outro é preciso esforço para ser aceito, e nada mais inteligente do que começar pela primeira impressão, isto é, pela boa aparência.

∾ Beleza é perplexidade

Minha mãe era incontestavelmente cismada com minhas reações, dizia freqüentemente: "eu não sei a quem você puxou". Ouvi tanto essa frase que cheguei a pensar várias vezes se eu realmente pertencia àquela família. No fundo sabia não pertencer, e aceitar esse fato não foi nada fácil. Demorou muito tempo para que eu compreendesse o meu sentimento de não-pertencimento, e sofri bastante por isso. Era bom estar com eles, em algumas situações eu me sentia apoiado e protegido. Em outras, entretanto, o meu entendimento a respeito da vida era totalmente contrário ao deles.

A família nos dá chances para evoluir e nos tornar melhores. Porém, depende de como fazemos nossas escolhas. Se na infância sofremos, podemos escolher ser a vítima, recusando a mudança, envelhecer sofrendo por carregar as mágoas do passado. Não acredito em vítimas nem tampouco em algozes no âmbito familiar. Tudo sempre dependerá do ponto de vista de cada um, ou seja, como cada pessoa se sente e se comporta perante a situação.

A grande maioria das pessoas mais velhas, com as quais me relaciono em processo terapêutico, tem uma história de infância marcada pela rejeição. Muitos não conseguiram perdoar para começar de novo, preferiram manter o júbilo da dor. Estou falando de uma mágoa que teve início vinte, trinta, ou mesmo cinqüenta anos atrás. Não é difícil entender o porquê de tanta doença na velhice. O corpo é um cenário da história viva de cada um de nós. Se as pessoas sofrem e não se libertam do sofrimento, o corpo declinará e se deformará pelo peso da dor de um passado sem existência. Isto sim é feiúra. Nenhuma dor pode, biologicamente, permanecer por muito tempo, porém ela pode ser constantemente ressignificada de modo a ser um aviso contínuo. Não raro, verificamos as dores comuns da velhice, as famosas "dores que andam", aquelas que estão localizadas numa parte do corpo num dia e noutro em partes totalmente diferentes. Ninguém sabe explicá-las, muito menos controlá-las.

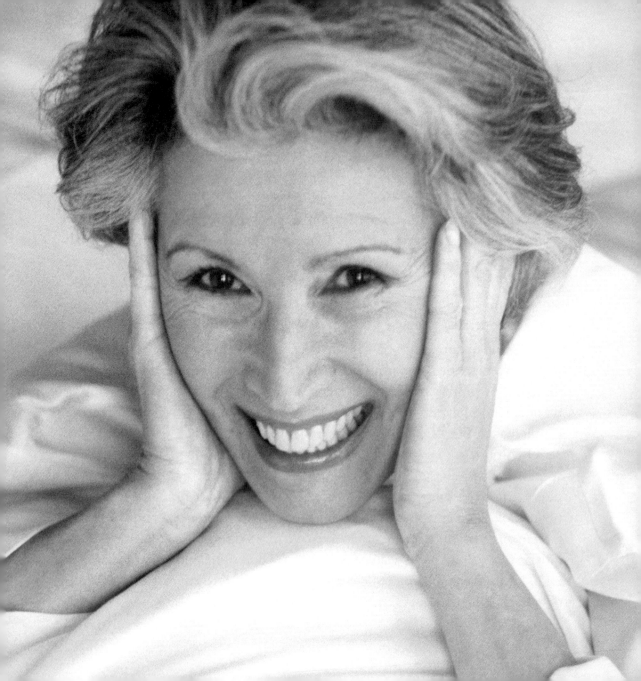

Percebo também outras pessoas mais velhas que foram magoadas pela família, mas em um determinado momento da vida escolheram ser diferentes e mudar. Essas pessoas conseguem se livrar do sofrimento, como um animal que troca de pele, alcançando outro modo de ser. Elas se tornam saudáveis e passam a apresentar uma beleza comovente e contagiante. Opinião não somente minha como de muitos que convivem com elas.

Ser diferente daquilo que sempre fomos só pode ser possível porque envelhecemos. Em cada momento uma nova maneira de pensar sobre tudo. Essa é a dádiva do processo inexorável do envelhecer. Envelhecemos para sermos agraciados de meios necessários para compreender a nossa existência. Temos uma melhor visão do caminho que ficou para trás do que o que está por vir. Sem percorrer a estrada, é impossível deslumbrar lembranças, porque são elas que nos dão condição plena de podermos tecer a trama do sentido da vida.

Somos um pouco de tudo e de todos, portanto viver é se relacionar para aprender. Podemos recusar ou aceitar pertencer, sem esquecer de que estaremos conectados aos laços familiares por toda a vida. Sendo assim, é inteligente criar uma nova maneira de compreender a situação, perdoando o passado para seguir em frente. Ter a humildade de aprender a dançar no ritmo de cada relacionamento é algo que nos faz crescer sempre.

Ao refletir sobre a beleza, sinto gratidão pelo aprendizado daquelas noites frias de lua cheia ao lado de minha mãe. Mesmo ao constatar minha dificuldade de pertencimento, pude aprender com ela a contemplar a beleza. A minha alma foi tocada, deixando importantes marcas em minha existência.

~ Ancorar, contemplar e continuar

Os gregos admiravam a beleza dos palácios de Príamo, os escudos de Aquiles, os cálices de prata, os braceletes dourados, os mantos majestosos de púrpura e as esculturas bem talhadas das musas. Hoje a beleza é admirada nos novos modelos de carros, nos desenhos inquietantes dos móveis modernos, na estrutura arquitetônica dos arranha-céus, nos troncos parrudos dos jovens freqüentadores de academias, nas curvas sedutoras das celebridades, nas roupas estilizadas das passarelas de moda. Isso significa que nada mudou, a beleza continua a ser vista nas aparências das coisas, e não em sua essência. Ao longo do tempo fomos potencializando cada vez mais os nossos sentidos e igualmente anestesiando o sentimento puro da beleza.

A beleza só será verdadeira quando realmente puder nos tocar, deixando os nervos excitados, olhos vivos e brilhantes, pele arrepiada e responsiva, corpo vivificado. Beleza é perplexidade. Sem a participação do corpo em cena, não há beleza, apenas simulacro. Não somos capazes de contemplar a beleza de fora, porque ela deve sair de dentro de nós primeiro. A beleza é um sentimento de felicidade (não me refiro à suposta felicidade alcançada pelos antidepressivos), ela é um entusiasmo que nos faz querer seguir em frente, querer continuar para experimentar. Por assim dizer, somente pelo processo de envelhecer teremos a chance de experimentar o belo. É na travessia do tempo que podemos conhecer, porque é cruzando os espaços que aprendemos. O verdadeiro será alcançado quando nos permitirmos ancorar no momento para contemplar. A beleza, no entanto, requer parada, contemplação e continuidade. Por isso é um processo gradual e suave. Na pressa, nada se alcança, tudo se esvai e foge.

Freqüentemente presencio os mais velhos contemplarem a beleza de um jardim. Eles cuidam das flores com paciência e generosidade, enquanto muitos jovens nem conseguem ver uma árvore na frente do nariz. Na juventude nem sempre as pessoas querem perder seu tempo na ancoragem, pois estão preocupadas com o ilusório futuro. Sem a paragem a contemplação é impossível. Portanto, quanto mais velhos, mais capazes somos de contemplar a beleza. Na experiência pela vida afora ficamos cada vez mais sensibilizados para aquilo que nos mobiliza. Isto é, aquilo que nos propicia perplexidade. Se ainda não aprendemos a ver a beleza (sentir perplexidade) é porque não envelhecemos o suficiente. Infelizmente, muitos velhos confundem o sentimento de perplexidade com tristeza. Sentir a potência da beleza não é de modo algum um sentimento ruim. Porém, se tudo o que o velho sente é dor e sofrimento, qualquer forma de mobilização à vida poderá ser interpretado como doença. As pessoas na velhice, não raro, são condicionadas a pensar no sentimento de regozijo como absurdo, porque acreditam que a potência do belo pertence somente à juventude. Por isso a estranheza ao se sentirem bem.

Na velhice a arte da contemplação da beleza é muito mais intensa e verdadeira, porque nesta fase da vida fica mais fácil lograr a descoberta de si mesmo. Portanto, mais chances de ver a beleza na imagem refletida de si mesmo nas coisas simples. Tudo na natureza faz sentido, e se o movimento das pernas tornou-se lento, significa uma chance de ancorar, contemplar para continuar pacientemente na busca de novas formas de beleza. Um autêntico velho sabe que na velhice não há razão para correr, pois todos os tempos pertencem a ele, porque fez por merecer.

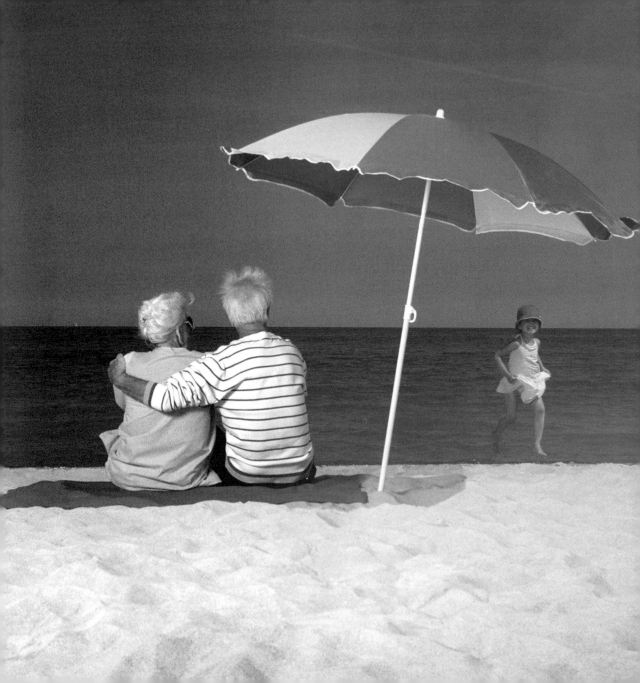

Capítulo V | Envelhecer inspira beleza

> Uma velha árvore retorcida:
> Fibrosa demais para a serra do lenhador,
> Torcida demais para o esquadro do carpinteiro,
> Sobrevive a toda floresta.
>
> Deng Ming-Dao

No caminho para casa, após um dia cheio de desafios em meus atendimentos, fico parado no trânsito em decorrência da chuva forte. Na minha cidade, no verão, as chuvas de fim de tarde são sempre imprevisíveis. Enquanto a água batia forte no pára-brisa do carro, eu refletia sobre as situações enfrentadas pelas pessoas que atendo. Tinha sido um dia difícil, tive de lidar com dores físicas, limitações do corpo, dúvidas de direção, espasmos pela estagnação e uma miríade de sofrimentos. Estava cansado, mas gratificado por ter conseguido desfechos positivos.

Evidentemente sei o quanto é recompensador auxiliar pessoas a saírem da angústia. Nada pior do que um corpo que se fecha em si mesmo e se perde nas armadilhas das crenças sobre a velhice. Atualmente o objetivo principal do meu trabalho é ajudar essas pessoas a encontrarem o próprio foco e a entenderem que elas são velhas porque sempre seremos o velho de alguém.

Ao envelhecer vou aprendendo que todas as histórias das pessoas com as quais me relaciono terapeuticamente estão comigo, e que nunca me abandonarão. Se isso é bom ou ruim, não importa, pois a escolha é mais profunda do que a minha razão pode conhecer.

Tratar pessoas é como estar na rua no fim de tarde em dias de verão. As chuvas fortes podem desabar sobre nós e provocar medo e desespero. Podemos correr em busca de abrigo, mas nem sempre alcançá-lo, sucumbindo na lama e no lixo. Outras vezes, a chuva forte cai, para depois o céu voltar a cintilar. Cuidar de gente é lidar com o imprevisível. Em alguns dias as pessoas estão se sentindo bem, mantendo a fé na recuperação, entusiasmadas em dar continuidade à própria história. Em outros, elas já não têm tanta certeza assim, se o caminho se fechará e elas desaparecerão para sempre. Uns dias são feios, enquanto outros são belos.

Não possuo mapa nem bússola para exercer a minha atividade profissional; cuidar de gente é como navegar num oceano de incertezas e improbabilidades. Um encontro nunca se repete, é sempre uma experiência totalmente nova. A perplexidade é contínua. Estar ao lado do outro me faz estar atento e aberto à minha própria natureza humana. A novidade facilita o aprendizado e me capacita desbravar terrenos antes improváveis. É difícil conhecer o indivíduo, porque ele não se divide em partes para ser examinado. Tratar o outro é sempre uma tentativa de compreensão. A natureza humana é complexa, porém também fantástica.

Mas voltando àquele dia de chuva, ainda parado no trânsito resolvi ligar o rádio do carro para me distrair. O processo terapêutico costuma insistir em

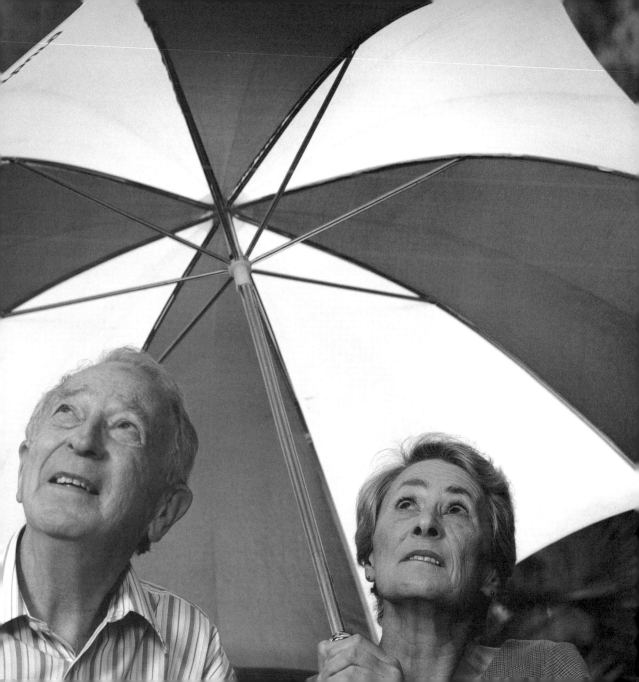

continuar em mim mesmo após me despedir das pessoas. Freqüentemente elas vivem comigo o tempo todo. Ouvia as propagandas no intervalo da programação – sempre achei incrível como o rádio consegue criar imagens mentais sem nenhum recurso visual –, quando subitamente minha percepção foi acionada. Fui surpreendido por uma propaganda de creme de beleza para o rosto. A música de fundo tocava, enquanto o slogan garantia: *Envelhecimento inspira beleza*. Naquele átimo pensei ter entrado num mundo paralelo, pois nunca havia escutado que envelhecer pudesse trazer beleza, pelo menos nos famigerados reclames de produtos cosméticos. Aumentei o volume do rádio e percebi que estava ainda no mesmo mundo, ao ouvir o final da propaganda: "Não acredite em tudo o que você ouve. Você tem de fazer a sua parte." De fato eu permanecia no *mundo real*.

Não seria fácil escutar em um anúncio de cosméticos que o envelhecimento inspira beleza. Ele estaria indo contra o código cultural. A velhice tem de ser feia, não pode ser vista como bela para não diminuir as vendas de produtos de beleza. Mas qual o problema de ser feio? Porque desagrada aos outros, os outros não gostam, os outros não querem, os outros ficam chateados, os outros e os outros, sempre os outros.

Apesar de achar que a estratégia de marketing da propaganda tinha sido boa, pelo menos eu aumentei o volume para ouvir melhor – toda campanha publicitária tem seus interesses. Uma propaganda visa vender um produto. Muitas vezes as pessoas se esquecem disso e acreditam naquilo que vêem e ouvem como sendo algo bom e verdadeiro. Nem tudo o que é vendido é bom para nós, pode até ser para os outros. Lembro-me de participar de um congresso sobre envelhecimento, numa mesa redonda para discutir sobre a velhice e a mídia, quando uma das palestrantes convidadas disse: "o dia que os velhos pagarem, nós mudaremos a imagem deles". A publicitária foi vaiada, e a platéia ficou alvoroçada pelo comentário. Foi difícil conter a revolta das pessoas, muitos saíram, outros não paravam de resmungar. A coitada se transformara numa "traidora". Ninguém conseguia entender a posição dela. As pessoas, infelizmente, não estão habituadas a respeitar opiniões contraditórias, não aceitam a dissensão como modo de avançar no conhecimento. Se for para todos concordarem, então não faz sentido discutir um assunto. Eu compreendi, pois ela era publicitária e não trabalhava na área do envelhecimento, e era um congresso de gerontologia. Penso que a equipe organizadora do evento foi bastante perspicaz em convidá-la. É preciso abrir o círculo do conhecimento, trabalhar com todas as linhas de pensamento. Comumente no âmbito acadêmico, por exemplo, o tema envelhecimento resvala para as limitações sociais, a vitimação individual, o sofrimento da perda, as incapacidades físicas, a feiúra e os seus tratamentos, as doenças e a morte. As pessoas gostam de viver dramas (principalmente dos outros), porque assim elas adquirem algum sentido. Os profissionais ficam focados em seus discursos sobre doenças e técnicas terapêuticas, como se os mais velhos estivessem distantes do universo da mídia, como se eles tivessem transcendido aos desejos mundanos. Os velhos também sentem desejos de obter produtos e marcas para se satisfazerem, estarem mais belos para serem aceitos e elogiados, mesmo que seja um falso elogio. Não é justo pensar que eles devam apenas se preocupar com os remédios e os tratamentos para as "dores da idade"; eles também desejam estar com uma aparência melhor e ter poder de comprar novos produtos.

 Ao escutar a propaganda no rádio do carro, reforcei a idéia de que todos nós estamos envolvidos nesse jogo de interesses, não há como fugir dele. A propaganda é feita para nos fisgar, portanto, precisamos ser inteligentes para saber se aquilo que está sendo vendido será necessário para nós. Quando nos perdemos de vista, os desejos ficam à frente das necessidades. A publicidade de cosméticos, por exemplo, tem o seu propósito: tornar os nossos desejos por juventude mais alvoroçados, para que a nossa satisfação sirva para aumentar as expectativas de prazer. A esperança de satisfação deve se tornar cada vez mais remota. O novo precisa se transformar em velho rapidamente para ser descartado, para termos outros motivos de preocupação. Quando o produto se torna comum, o excitante perde força. Por isso, ele deve ser renovado, apresentar-se com novas embalagens e promessas, mesmo sem mudar o conteúdo. Em resumo, a propaganda tem como objetivo gerar desejos infindáveis, instigando o consumidor a comprar as novidades que logo se tornarão obsoletas.

Ao escutar a propaganda do creme de beleza pensei como seria interessante viver de modo diferente. Imaginar como a expressão "envelhecer inspira beleza" é poética, sentir a beleza jorrar na dignidade de uma história que não se apagou com o tempo. Não me refiro apenas à concepção de beleza interior, mas também exterior, visível aos olhos mais elevados, pois toda a história de vida está marcada no corpo. Muitas vezes o rosto de uma mulher de setenta ou oitenta anos de idade pode provocar perplexidade, porque a beleza mobiliza e vai além dos sentidos, ou mesmo da razão. Pensar na beleza física como arma de sedução para possuir o outro pode ser um modo perverso de satisfazer desejos egoístas. A beleza nem sempre tem caráter sexual, como muitos pensam, ela pode transcender a própria pele e propiciando um fluxo emocional no corpo. Ser espectador da beleza da velhice é privilégio de poucos.

Obviamente, os cosméticos melhoram o aspecto de apresentação de nosso cartão de visita, que é o nosso rosto. Se o mundo está se tornando rapidamente um mundo mais velho, é importante rever os conceitos sobre a velhice, e criar novos modos de conceber a verdadeira beleza.

Estamos vivendo mais, portanto, temos de melhorar nossas condições de vida. Não basta somar anos, é preciso acrescentar qualidade a eles. Podemos ficar satisfeitos com os cremes e produtos de beleza, mas nada é melhor do que nos sentirmos confortáveis em nossa própria pele. Todavia, como poderíamos escolher ser quem somos, se a mídia nos mantém aprisionados dentro de modelos totalmente inalcançáveis, com tantas mensagens de que ser belo é ser jovem? Evidentemente o modelo inalcançável favorece o contínuo lançamento de novos produtos e novas fórmulas, corrobora o auto-engano e a dúvida de que ser belo é possível por meio de tecnologias avançadas. Adoramos os avanços, e eles são fantásticos mesmo, porém, nem tudo o que é anunciado serve para nós. É preciso pensar naquilo que de fato precisamos e não estar perdido no que o outro diz que precisamos. Contudo, hoje vemos que não importa ser gente, é preciso ser um modelo de perfeição. Quando percebemos a nossa imperfeição e a aceitamos, podemos ancorar, então saberemos que estamos calcados em um mundo plausível. A idéia de perfeição é perigosa porque ela nos leva a perder muita energia, impedindo a construção de caminhos realmente possíveis. A perfeição se tornou dogma. Quem não for perfeito sucumbirá na seleção natural, portanto cuide-se! Isso não é um aviso, é uma lei. Quem não se cuidar, ficará velho mais novo; enquanto isso o velho esperto voltará a ser novo porque teve acesso às novas tecnologias e com elas descobriu a receita da juventude.

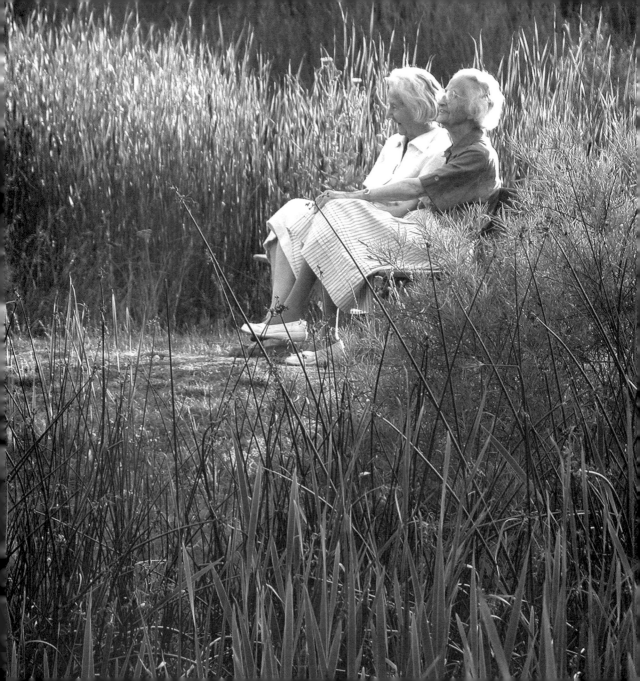

As irmãs da casa da colina

Era uma vez uma velha que morava com a irmã mais velha ainda. Elas viviam na casa da colina e não tinham vizinhos nem família. Grande parte do tempo elas ficavam sozinhas, realizando os afazeres domésticos e os trabalhos de costura. Saíam apenas quando tinham de ir à cidade comprar aviamentos e miudezas na loja de armarinhos. Elas costuravam para fora pra manter o sustento. Elas não tinham se casado para cuidarem dos pais doentes. A irmã mais nova, Apolina, era simpática e curiosa, tinha vontade de ter uma nova vida, morar na cidade, conhecer pessoas. Dione, a mais velha, era amarga e crítica, e sempre conseguia dissuadir a irmã a mudar de idéia. Dizia que os pais não gostariam de vê-la ter certas atitudes, que as pessoas fariam fofocas desagradáveis caso ela fosse morar sozinha na cidade. Na idade dela não tinha por que mudar, e seria melhor ficar onde estava.

Numa tarde fria de inverno, um sujo e desgrenhado velho bateu na porta da casa da colina para pedir algo que pudesse aquecer o corpo. Dione apareceu, e ao ver aquele velho imundo logo o expulsou, dizendo para ele ir incomodar outro, porque ela tinha mais o que fazer do que ficar atendendo mendigos. Bateu a porta na cara do pobre velho e voltou aos afazeres. Apolina escutara os gritos da irmã e foi ver o que estava acontecendo. Num gesto de compaixão foi até o fogão pegar um pouco de comida que sobrara do almoço. Ela saiu pela porta dos fundos para que não fosse vista. Correu atrás do velho até alcançá-lo.

Disse para ele não levar a irmã a sério, porque ela era muito infeliz. A comida não estava quente, mas mesmo assim poderia matar a fome dele. Ele agradeceu e em troca quis dar a ela um presente. Ele retirou da sua bolsa estropiada um pote contendo uma espécie de lama. Ela recusou, mas ele insistiu dizendo que aquilo era uma lama mágica; se passasse no rosto todos os dias, ela teria uma cútis bonita e suave, seria reconhecida e receberia muitos elogios. Ela sorriu encabulada dizendo nunca ter sido reconhecida por ninguém, nem tampouco pelos pais, não seria agora depois de velha que seria elogiada. O velho retrucou: "Nunca somos velhos o suficiente para realizar os nossos sonhos". Mesmo descrente, ela aceitou o presente e retornou para casa.

Ao abrir a porta em silêncio, Dione já estava à espera dela. Perguntou o que ela tinha feito e o que era aquilo que carregava nas mãos. Ela explicou que era uma espécie de creme para o rosto. Dione irritada perguntou quem havia dado aquilo para ela. Apolina não queria preocupá-la, disse então que era um presente de uma das freguesas, e se dirigiu para o quarto.

No outro dia, logo pela manhã, Apolina se olhou no espelho e resolveu experimentar a lama pardacenta. Com o dedo, passou um pouco na face direita e sentiu um cheiro muito agradável, um perfume de flores do campo. Então, ela resolveu untar todo o rosto. Subitamente a lama foi totalmente absorvida pela pele, desaparecendo por completo. Ela ficou perplexa, mas resolveu não dar importância, e foi para cozinha tomar o café da manhã.

Ao chegar à cozinha, Dione já estava tomando o café. Ela se sentou na frente da irmã e quando Dione olhou para o rosto dela, ficou espantada, "O que você fez no seu rosto?". Apolina se assustou e perguntou o que tinha de errado com o rosto dela. "Seu rosto está branco e suave como a neve, sem dobras ou manchas." Apolina estava linda, mas a inveja não permitiu que Dione fizesse qualquer elogio. Pelo contrário, ela ficou furiosa: "Você está ridícula, parecendo uma jovenzinha. Vá lavar a cara porque temos de ir a cidade comprar mais aviamentos".

Apolina, sem dar uma palavra, se levantou e foi ao banheiro se lavar. Ao se olhar no espelho, viu a imagem de uma linda mulher. Ela ficou emocionada e irrompeu em lágrimas de felicidade. Ela estava alegre como nunca, sentia-se leve e bonita. Não queria contrariar a irmã, então decidiu lavar o rosto com sabão. Mesmo tentando ela não conseguiu retirar do semblante aquela beleza.

Ela chamou Dione para compartilhar o segredo. Quando ela terminou de contar toda a história, Dione esbravejou irritada: "Você é louca e irresponsável. Como pode acreditar num mendigo velho e sujo? Como tem coragem de passar no próprio rosto uma lama que não sabe a procedência?". Apolina explicou que ele era um bom homem, por isso acreditou nele. Ela tentou convencer à irmã a passar a lama para que ela pudesse também se sentir bem. Mas foi em vão, pois Dione virou às costas e saiu sem nada falar.

Ao chegarem à cidade, várias pessoas se surpreenderam com a beleza exuberante de Apolina. Elas não se continham, faziam elogios não somente pela beleza, mas também pela generosidade e simpatia de Apolina. Ela ficava acanhada e muito feliz, enquanto Dione se fechava tentando esconder o sentimento de inveja. Dione não era uma mulher simpática, mas naquele dia ela estava pior. Ela pegou o que era preciso e se apressou em pagar e ir embora.

Apolina percebeu o descontentamento da irmã e ficou triste. Tentou tocar no assunto, queria que Dione se sentisse bem. Ela foi até o quarto e trouxe o pote com ela, e delicadamente o ofereceu à irmã. Dione se descontrolou e com raiva jogou o pote no chão: "Você não entende que a beleza pertence ao demônio. A mulher bonita é cheia de pecado. A vaidade corrompe e você vai acabar indo para o inferno!". Apolina, em silêncio, pegou o pote no chão e foi para o seu quarto. Em lágrimas questionava o porquê de tanta raiva e incompreensão, e adormeceu sem respostas.

Mais um dia se descortinava. Apolina se levantou e foi ao banheiro. Quando foi passar a lama no rosto verificou que havia uma quantidade menor de lama no pote. Não sabia o que havia ocorrido. Pensou se a magia tinha terminado. Será que ela estava sendo punida por cometer pecado, como havia dito Dione? Decidiu não passar a lama naquele dia. E foi tomar o café da manhã.

Ao chegar na cozinha se deparou com o inesperado, Dione estava feia como nunca. As rugas do rosto haviam se aprofundado, os sulcos antes naturais de um rosto envelhecido eram agora crateras, a pele estava seca e descamava, verrugas e manchas marrons surgiram no nariz, as pálpebras se tornaram grandes bolsas de líquido, com uma aparência de sapo. Pêlos grossos e pretos nasceram no canto da boca.

Dione chorava e, quando viu a irmã, pediu a ela que a ajudasse a voltar a ser o que era. Apolina perguntou o que havia acontecido, e Dione revelou que na noite anterior, quando Apolina dormia, passou a lama no rosto. E quando percebeu que não tinha dado efeito, passou mais e esfregou com força. Sem ver nada de diferente resolveu dormir; quando acordou percebeu que estava transfigurada. Estava se sentindo um demônio.

Apolina rapidamente saiu em busca do velho homem. Ele poderia ter uma solução para o problema da irmã. Procurou durante todo o dia, sem sucesso. Ao retornar para casa, estava exausta e quis descansar um pouco debaixo de uma árvore. A tarde já se despedia quando um homem com uma bela túnica apareceu na frente dela. Ela se assustou e percebeu imediatamente que era o velho homem que procurava. Ainda cansada e preocupada, perguntou o que havia acontecido com a irmã, se tinha cura para aquela situação constrangedora. Ele sorriu e disse que sim. Ela deveria passar a lama com o dorso da mão, pois assim teria o efeito contrário. Mas Apolina estava curiosa em saber por que a lama não tinha dado certo para a irmã, somente para ela. O velho com sabedoria disse: "A beleza é reflexo da alma. A lama revela apenas a verdadeira face de cada um. Quem não é belo de alma não pode sê-lo de rosto. Você não pecou como sua irmã invejosa. Você simplesmente aceitou a magia para poder compreender sua beleza interior".

Apolina agradeceu ao velho homem e correu para casa a fim de ajudar a irmã. Antes mesmo de Apolina falar qualquer coisa, Dione disse que estava arrependida por maltratá-la durante todos estes anos. Ela assumiu sentir inveja dela e queria se desculpar. Assim que pediu perdão, a pele de Dione foi se transformando gradativamente, readquirindo a forma anterior. Ela começou a rir de felicidade e abraçou Apolina. As duas choravam e riam ao mesmo tempo. Dione disse ter aprendido a lição: a partir daquele dia não se preocuparia mais em ter um rosto bonito, e sim uma alma feliz.

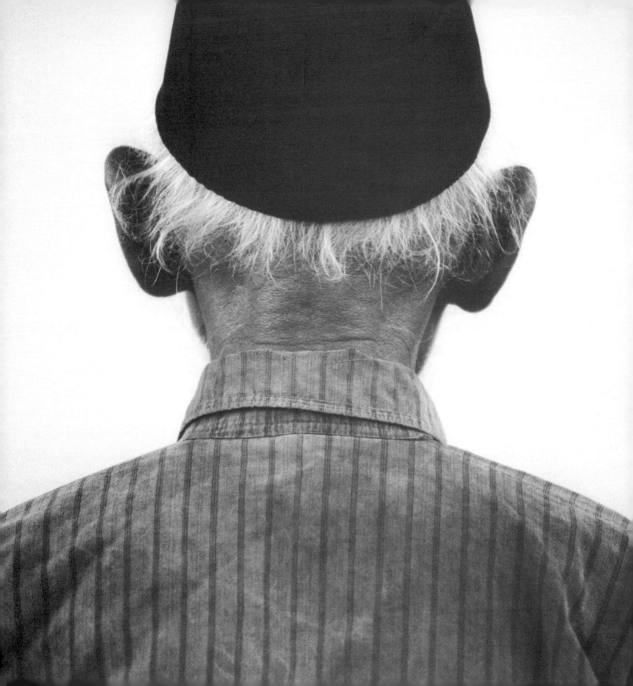

Capítulo VI | O feio exilado

> Aquilo que não fazemos aflorar à consciência
> aparece em nossas vidas como destino.
>
> C. G. Jung

    Há muito tempo não ouço a expressão "beleza não põe mesa". Ela estaria ultrapassada? Ela perdeu o sentido para a nossa época? A beleza se tornou um atributo tão importante que as pessoas a querem de qualquer maneira, porque quem não agrada fica fora da festa. Como já disse anteriormente, o feio, no entanto, deve ser barrado, visto que ele é desagradável e inconveniente. Mas quem é o feio? Essa é uma pergunta difícil, pois se o feio não tem espaço em lugar algum, então ninguém quer ser o feio. Desse modo, a expressão acima é uma boa argumentação que acaba por nos proteger. É difícil encontrar uma pessoa que se considere feia e que não tenha atributos positivos como inteligência, sabedoria, competência, simpatia e assim por diante. De um modo, geral as pessoas preferem dizer que não são nem bonitas nem feias, até mesmo porque a beleza é relativa.

Mesmo o feio procura melhorar a aparência e consegue se achar bonito. Da mesma maneira que o bonito consegue se achar feio. Ou seja, de qualquer modo, não saberíamos dizer quem é o feio, a não ser pela comparação. Enquanto existir uma pessoa mais feia do que a outra, a comparação será uma promessa de que o menos feio terá o seu lugar assegurado. Esse era o pensamento principal da madrasta de Branca de Neve, que pretendia afastar a bela princesa para não ser objeto de comparação, porque ela se achava mais feia que a princesa. No conto "Les Repoussoirs", de Émile Zola, o personagem Durandeau percebe que, quando duas mulheres passeavam juntas, todos olhavam para a feia, achando a outra mais bonita. Assim, ele resolve abrir uma Agência da Feiúra que permite que senhoras distintas aluguem uma parceira feia para sair ao lado delas, destacando a beleza que elas acreditavam ter. O problema era quando não existiam mulheres de aluguel mais feias do que as contratantes. Mesmo assim a contratante sempre encontrava alguém que ela considerava mais feia, garantindo o lugar da sua falsa beleza.

Sorte possuirmos as defesas psíquicas, sem as quais não suportaríamos defrontar com nossas falhas. Somos seres inventivos para manter nosso status de sobrevivência. Por isso, aquilo que é desagradável em nós será escondido em nossas sombras, e o que está na escuridão não será encontrado por nossos olhos. Começamos a fazer isso ainda na infância, quando aprendemos o jogo da dualidade. Como vimos, desde cedo aprendemos a desenvolver meios para agradar aos outros com a finalidade de preservarmos a vida. A criança desenvolve um senso de identificação com as características idéias de personalidade (bom, bonito, verdadeiro), e estas características são encorajadas pelos outros e pelo ambiente, de tal sorte que formamos uma carapaça de virtude. Porém, por trás desta carapaça está também tudo aquilo que não é adequado à nossa auto-imagem. Sendo assim, o mau, o feio e o falso ficam escondidos na sombra de nossa personalidade.

O termo sombra foi cunhado pelo psiquiatra Carl Gustav Jung. Ele afirmava que todos nós possuímos uma sombra; quanto menos quisermos olhar para ela, mais escura e densa ela se tornará, de tal modo a propiciar a projeção. Isto é, o que recusamos ver em nós é projetado no outro. Enquanto assistimos ao espetáculo da feiúra do outro, ficamos tranqüilos com a nossa suposta beleza. Sempre ficaremos felizes em encontrar alguém mais feio que nós.

Somos categóricos em rejeitar tudo o que nos provoca insatisfação. Cada vez mais, impregnados pelo modelo de perfeição, rejeitamos o diferente, recusamos o outro que não esteja dentro de padrões normativos. Se o feio é considerado o mal, carente de virtudes, terrível, não é difícil entender porque queremos evitá-lo. Vários estudos indicam existir uma relação entre beleza e sucesso econômico. Os feios recebem menores salários do que a média, normalmente porque os chefes preferem trabalhar com uma equipe que agrade pela aparência. Segundo eles, a beleza aumenta as vendas da empresa, uma vez que os clientes também discriminam o feio.

Essa situação não é somente séria, mas triste. Porque se acreditarmos encontrar beleza somente naquilo que nos agrada, então estaremos suscetíveis a impor um limite moral àqueles que denominamos feios. E os mais velhos, como ficariam nessa história?

ᛋ **O velho feio**

No mundo grego de Píndaro – e em diante – era sabido que a beleza pertencia à juventude e que a feiúra acompanhava a velhice. Ser velho não combinava com a beleza porque ser velho significava cansaço, esgotamento, degenerescência, caos, indo contra a idéia de cosmos e harmonia. A idéia de ordem e harmonia estava relacionada aos conceitos de belo e útil, enquanto a desordem e a desarmonia estavam relacionadas à idéia de feiúra e inutilidade.

Evidentemente, a forma física na velhice é diferente da forma física na juventude, mas qual o problema? Ao se valorizar uma em demasia em detrimento da outra, é produzida a ideologia do corpo bonito e bom. Os atributos de uma se contrapõe aos atributos da outra, criando-se identidades estanques. Sendo assim, o corpo jovem é considerado bem proporcionado, bonito e bom, enquanto o corpo velho é visto como desproporcional, feio e ruim. Caso não houvesse classes de valor, a aparência do velho não seria considerada desagradável e repugnante. Os velhos sempre foram marcados pelo estigma da feiúra, mesmo que eles não sejam tão feios assim. Quando os velhos não são tão feios como o modelo estético da velhice impõe, não raro as pessoas denominam-nos com palavras depreciativas como "gracinha", "bonitinho", "arrumadinha". Os velhos abandonados, por outro lado, são considerados indignos, sujos, pobres, com feiúra abominável e, portanto, não devem se mostrar em público. Eles devem permanecer longe dos olhares da sociedade, porque de alguma maneira foram incompetentes em manterem-se graciosos. O velho indigno é vergonhoso por não conseguir esconder as marcas corporais repelentes, como cabelos brancos desgrenhados, sem brilho, rarefeitos e encrespados; pêlos grossos no queixo das vovós, que machucam as crianças quando se encostam para beijá-las; pele sulcada e enrugada como um paquiderme; boca desdentada, demonstrando a falta de completude; pescoço com dobras e pintas ressecadas; nariz aumentado, quase a encostar-se ao queixo; engrossamento das pálpebras superiores e papos sob os olhos, como um sapo assustador; lábio superior minguado a esconder a dentadura; orelha tão aumentada que a cabeça parece diminuir de tamanho; seios muxibentos que se amassam sob a axila; ombros estreitos e fechados; quadris alargados com culotes rechonchudos de banha; tórax em forma sagital e costas encurvadas; mãos em garra carcomida pela artrose, com veias altas, dedos frios e pegajosos; olhos remelentos e maliciosos; nariz escorrendo e fungando como um dragão convalescente; hálito fétido e cheiro de urina que empesteia o recinto.

As características físicas descritas acima podem ser encontradas principalmente nos velhos desprezados dos asilos e também na literatura mundial quando se refere ao velho mal e feio. Todos nós compartilhamos inconscientemente a representação desse velho como símbolo de decadência física e moral, em oposição à juventude bela e pura.

Quem quer ser esse velho? Ninguém quer. Todos temem ser esse velho porque ele não demonstra nenhuma virtude. Essa idéia está tão impregnada nas pessoas que elas acham, por exemplo, que velhos de oitenta anos ativos e saudáveis, com boa aparência, não parecem velhos. Freqüentemente escutamos: "Nem parece a idade que tem. Ele é tão novo". É muito mais fácil encontrar "o velho" naqueles que estão doentes e com limitações físicas, confirmando a crença de que velhice é sinônimo de doença.

As pessoas se sentem ofendidas quando são chamadas de velhas por temerem exibir um aspecto degradante. Do mesmo modo, elas se apavoram com a possibilidade de ficarem dessa maneira no futuro. Sem dúvida, a doença e o sofrimento são feios, porém não podemos esquecer que com os novos avanços da ciência as pessoas tendem a ter mais longevidade com saúde. Porém, a crença é ainda tão marcante que as pessoas pensam na necessidade de prevenção da doença da feiúra. Nunca houve tanta prevenção quanto agora, por meio do uso constante de cremes anti-rugas e anti-sinais, pelas máscaras antienvelhecimento, pelos procedimentos cirúrgicos e pelas atividades físicas extenuantes. Se a modernidade propicia meios de manter uma aparência jovem, então aparentar-se velho é sinônimo de irresponsabilidade e negligência. Atualmente a idéia reinante é de que um físico desfavorável esteticamente pode ser modificado pela "força de vontade". Vivemos a era da democratização da beleza, na qual ela pode ser conquistada por todos. Mediante o "trabalho árduo" todos podem escapar da feiúra da velhice. Ninguém quer ser feio e, portanto, temer a velhice se tornou ordem do dia.

A feiúra das bruxas

Desde a mais remota Antiguidade, a magia negra é praticada tanto por homens quanto por mulheres. Porém, o ser maligno era identificado principalmente com as mulheres feias e velhas. Na história da caça às bruxas, o grande número de vítimas que ia para a fogueira era formado pelas mulheres mais feias. As mulheres, do ponto de vista jurídico, estavam sob a tutela do pai, depois do marido. Elas só adquiriam uma relativa autonomia com a viuvez. Grande parte das viúvas era de mulheres isoladas da sociedade, donas de suas propriedades, que gostavam da medicina empírica e *experts* em manejar ervas de cura. Pelo fato de estarem sozinhas, ao ficarem mais velhas, pobres e doentes, poderiam depender dos fundos da paróquia. Como solução, elas eram chamadas de bruxas e aniquiladas. Essa era a maneira encontrada para resolver o problema das mulheres improdutivas, como também para se apossarem das propriedades delas. Fica claro por que razão as viúvas eram as mais perseguidas pela inquisição e predispostas à acusação de bruxaria.

No mundo cristão da Idade Média falava-se na reunião diabólica, Sabá. Era uma imitação do ofício católico, de uma missa às avessas. Segundo versa a lenda, a cerimônia terminava com um banquete, no qual todos devoravam criancinhas e as mulheres se entregavam às orgias desenfreadas com o diabo. Acreditava-se que a cópula com o amante das trevas era de longe muito melhor do que com os homens mortais. Dizia-se que o diabo conseguia dar um prazer tão intenso às mulheres que elas não queriam voltar a ter relações sexuais com nenhum outro homem. Os homens pensavam que o prazer proporcionado pelo diabo estava no tamanho extraordinário do pênis dele. O ciúme dos maridos era marcante, chegando a ponto de eles agredirem suas mulheres. A literatura da Inquisição preconizava que os maridos deviam bater em suas mulheres com chicotes ou varas, não por raiva, mas por caridade. Os homens aprendiam a considerar suas esposas como escravas. Acreditava-se que uma mulher não conseguiria se sustentar sem o apoio do homem. Por isso, qualquer mulher que vivesse sem o controle do marido era acusada de feitiçaria.

Infelizmente, os vestígios da caça às bruxas ainda estão entre nós. Talvez seja por isso que em nossos dias muitos homens ainda carregam a idéia de que o tamanho do pênis é fator crucial para gerar prazer à mulher; E daí as inúmeras propagandas de produtos e métodos que prometem aumentar o tamanho do pênis. Muitos homens acreditam que as mulheres precisam ser dominadas na cama e, não raro, sofrerem a dor da relação sexual.

Quando as bruxas eram iniciadas, elas recebiam os poderes das trevas para trabalharem em favor de seu mestre. Elas podiam tornar os animais infecundos, provocar chuvas torrenciais e devastadoras, disseminar pestes e provocar a esterilidade nas mulheres. Os padres da Inquisição acreditavam que os xingamentos das bruxas podiam acabar com a virilidade masculina. Com receio de serem castrados, os homens até hoje pagam na mesma moeda, castrando simbolicamente as mulheres mais velhas ao negarem a sexualidade delas. A mulher velha que ousa querer conquistar um homem é chamada de feia (mesmo se ela for bonita) e ridícula. Isto é, uma mulher mais velha não possui nenhum atrativo sexual para conquistar alguém. Quando o homem for da mesma idade dela, ou até mais velho, a conquista pode ser explicada pelo interesse do homem em ter ao seu lado uma pessoa que cuide dele. Quando o homem for mais novo, a conquista é decorrente de interesses por parte dele em "lucrar" com a relação. Isso está tão arraigado em nossa cultura que fica difícil imaginar um homem jovem e bonito se relacionar incondicionalmente com uma mulher velha e pouco inteligente (a mulher feia é aceita quando ela consegue compensar a falta de beleza com sua inteligência). Entretanto, é fácil imaginar, como temos inúmeros exemplos, mulheres jovens e bonitas se relacionando sem interesses com homens mais velhos e feios. Os homens velhos, feios e justos são sábios (*sage*, em inglês). Enquanto as mulheres velhas, feias e justas são uma *saga* – nome dado pelos romanos para bruxa e feiticeira.

    Mudamos o nosso comportamento, porém o poder masculino continua a ser uma realidade. Uma mulher mais jovem e bela pode se relacionar com um homem mais velho e feio, sem problemas. O oposto já não é tão aceitável assim. Parece existir no inconsciente masculino um aviso luminoso: CUIDADO COM AS MULHERES VELHAS.

    Facilmente podemos observar (e aceitar) o homem mais velho tendo ascendência sobre as mulheres mais novas. Porém, o contrário é mais difícil. Porque uma mulher velha exerceria com facilidade o seu poder sobre o homem jovem. Os homens sentem muito medo de dependerem delas, porque verdadeiramente já são dependentes (de uma mãe simbólica na pele de uma esposa ou parceira). As estatísticas brasileiras de 2007 confirmam isso. Segundo a Fundação Perseu Abramo, somente 14% dos homens acima de 60 anos são viúvos, contra 48% das mulheres viúvas da mesma idade. Enquanto o percentual de homens casados é de 73% e das mulheres é de 37%. Isso significa que os homens viúvos não ficam nesta condição por muito tempo; eles buscam uma nova parceira para casar, enquanto as mulheres permanecem sozinhas. Fica evidente que a cultura aceita com facilidade o "recasamento" do homem. Na mesma pesquisa foi também observado que 58% dos homens velhos e dependentes de cuidados mantêm vínculos com uma esposa ou parceira, contra 24% das mulheres. Apenas 15% dos homens são cuidados pelos filhos; já no caso das mulheres, são 36%. Isso demonstra que enquanto as mulheres parecem ter nascido para cuidar, os homens nasceram para serem cuidados.

Quando a minha mãe faleceu, o meu pai não suportou ficar sozinho por muito tempo. Ele logo encontrou uma nova parceira (muito mais jovem que as noras dele) e resolveu se casar. Fui à cerimônia de casamento e lá reencontrei os tios que há muito tempo não via. Todos, sem exceção, diziam para mim como se fosse uma justificativa: "seu pai está velho e precisa de alguém para cuidar dele". Não eram somente os homens; as mulheres diziam o mesmo. Isso me deixou perplexo, porque o casamento parecia ser só dele, ninguém se preocupava com a noiva, nem mesmo ela. Ao cumprimentá-la, ela disse para mim: "Prometo fazer o seu pai feliz". Então eu retruquei: "Você tem de me prometer que você será feliz". O olhar me atravessou e ficou claro que eu não estava falando a mesma linguagem dela.

Concluí que as pessoas ali não conseguiam acreditar naquela relação como sendo uma união fundamentada no amor mútuo, e sim numa união de interesses. A família acreditava que ele tinha passado da idade para casar. Pelo discurso de meus tios e tias, ao invés de meu pai ter arrumado uma noiva, ele havia contratado uma enfermeira.

Parece existir um senso de inferioridade do homem em relação ao arquétipo feminino do poder, que é construído desde a infância pelo menino que receia ser abandonado pela mãe, e a mãe que deseja ter o filho só para ela. Uma mãe insegura, por ser pouco apoiada pelo marido, costuma criar inconscientemente uma armadilha para dominar o filho, pois ela teme não conseguir a atenção masculina. Com a justificativa de amar, exerce o poder sobre o menino. Isso faz com que ele tente (muitas vezes por toda a vida) escapar da armadilha. Quando adulto, mesmo longe da mãe, ainda costuma projetar nas mulheres as exigências do menino, culpando-as por tudo o que der errado em sua vida. Quantas vezes percebemos maridos irritados porque sua mulher não fez para ele o que a mãe sempre fazia! Eles exigem delas o cuidado de mãe, principalmente quando ficam mais velhos. E as mulheres compactuam com isso. Freqüentemente assisto a velhas esposas chamando o marido de "filhinho". Quando lhes pergunto por que fazem assim, elas costumam dizer que é uma forma de carinho. Eu diria que é uma forma de poder. Às vezes assisto à tirania das velhas esposas com seus velhos maridos doentes e vulneráveis. Em resumo, as mulheres velhas acabam não sendo a melhor opção para os homens novos, porque de algum modo eles sabem que será difícil exercer o poder sobre elas.

Nas tradições antigas, a velha era considerada como a Deusa Sábia, a fonte suprema da verdade, portanto, de beleza incontestável. A palavra *velha* não era considerada um insulto, e sim um elogio, até que a visão negativa das autoridades cristãs medievais transformasse essa idéia. Embora a velha fosse antes comparada à deusa-mãe, a mãe da primeira aurora (*Mater Matuta*), ou àquela que traz a luz, ela não deixou de se mostrar perigosa aos olhares dos homens. Até os nossos dias carregamos essa herança. Por isso também a bruxa tornou-se, enquanto estereótipo, a velha feia.

୭ Quem paga a conta?

Nenhuma mulher quer ser torturada a confessar que é uma bruxa e ser condenada à fogueira. Mesmo que as nossas leis não façam mais isso, ainda assim a nossa sociedade mantém a mulher velha no exílio.

Não devemos julgar, mas podemos refletir. Obviamente ir contra a correnteza é difícil, porém podemos evitar que o barco vire. Fica evidente que as mulheres, principalmente as mais velhas, queiram correr atrás da beleza a fim de se manterem vivas, evitando a rejeição. É preciso realçar a beleza para ser amada! Talvez esse fosse o melhor slogan de uma campanha publicitária de cosmético. Para serem amadas pelos maridos elas precisam ser belas, evitando o risco do julgamento, porque, se forem condenadas, podem ser trocadas por mulheres mais novas. As mulheres mais velhas temem ser substituídas como no conto da Branca de Neve. Faz parte do código cultural elas não medirem esforços para estarem bonitas para os maridos a fim de não perdê-los. E se não alcançarem a beleza são pressionadas e cobradas por todos, até pelas próprias mulheres. Elas têm a obrigação de agradar. Não tentar melhorar seus desfavores estéticos é motivo para se sentirem envergonhadas e culpadas. Por isso a beleza passou a ser cuidada, como a saúde.

As mulheres mais velhas acreditam que velhice e beleza são idéias contraditórias, então cabe a elas munir-se de armas eficazes para combater a idade. Quaisquer marcas do tempo sinalizadas no corpo são indícios de descuido. Sendo assim, marcas na pele se tornaram alegorias condenáveis e as rugas emblemas vergonhosos. A identidade social preconiza que enquanto os jovens são reluzentes, os velhos são opacos. Então, fica bastante claro que o cinza da velhice precisa ser camuflado. Para evitar isso, injeta-se ácido hialurônico no "ar cansado" do rosto. Ao mesmo tempo, a mulher é obrigada a trabalhar mais para pagar a conta no final da sessão: 1,5 a 2 mil reais (valores médios de uma aplicação local), sendo que o efeito dura em média seis meses a um ano, porque infelizmente o organismo absorve o produto. Para a máscara facial ficar mais perfeita será necessário esfoliar a pele, pelo menos duas vezes por semana, com um creme de qualidade que custa em torno de R$ 150,00. Sem se esquecer dos cremes a base de retinol (versão amena do acido retinóico) todos os dias à noite pela bagatela de R$ 130,00. Não se esqueça de hidratar a pele todos os dias, porque a pele ressecada e áspera fica propensa a rugas. Imagine você com pés-de-galinha na cara. Seria repulsivo! Antes de sair não se esqueça do filtro solar, o sol traz consigo manchas e muitas rugas pela ação do foto-envelhecimento. Um bom filtro solar custa em média R$ 60,00. Caso já tenha algumas manchas, porque sempre gostou de estar com o corpo dourado nos anos de outrora, e agora está com manchas *caramelizadas* pelo corpo, então terá de se submeter ao laser fracionado, para renovar suas células (nada de ficar com células velhas): mais R$ 2.000,00 por aplicação (são necessárias entre quatro a seis sessões). Para se ter uma pele lisinha e uniforme, porque ser belo é ser bem proporcionado, não poderá deixar de experimentar um *peeling* para estimular o colágeno;

cada sessão varia de R$ 250,00 a R$ 2.000,00. Quando chegar à casa dos "enta", a melhor opção é o MiniLifting, uma pequena cirurgia para melhorar os contornos do rosto, que diminui as pelancas e dá um "*up*" na expressão do rosto. Hoje, o importante é estar com tudo em cima, e para cima. Não se esqueça que o MiniLifting custa entre R$ 7.000,00 a R$ 10.000,00.

Como a beleza não é só externa, então para se estar bonita também por dentro, é importante tomar comprimidos de selênio, vitaminas E e C, zinco, chá verde, cromo, ácido linoléico, etc. Isso eliminará os radicais livres e facilitará o emagrecimento. Não se esqueça de sair do estresse. Leve uma vida leve!

Já fez as contas de quanto ficará a sua nova cara? Se você está pensando que isso é pra qualquer um, não é mesmo. A "beleza" é para quem pode pagar. Sempre foi assim. Desde a sociedade medieval, em que os ricos manifestavam seu poder adornando-se de ouro e jóias e vestindo roupas de cores mais vivas, como a púrpura. Enquanto os pobres vestiam-se de tecidos brutos de cor cinza ou marrom, não tocados pelos tintureiros.

Embora a beleza hoje em dia seja mais democrática, ainda é dispendioso ter uma "boa aparência". Nem todos podem pagar a bagatela de 10 mil reais para fazer um *upgrade* no corpo. Em suma, o belo e "bem cuidado" também possui uma marca de status social.

Uma economia sustentada pela escravidão precisa de escravos que a justifique. O mercado da beleza escraviza principalmente as mulheres. Em qualquer revista voltada ao público feminino pode-se verificar isso. Os reforçadores dos grilhões da beleza estão espalhados por toda parte. Por exemplo, pude encontrar em apenas uma revista as seguintes frases que instigam ao consumo da beleza:

- Revitalize a sua pele e seja jovem.
- Dê uma aparência mais jovem e saudável para você.
- Tenha um amanhã mais bonito.
- O verão chegou, revitalize-se!
- Faça seu futuro mais reluzente.
- Sua beleza tem de estar com tudo em cima.
- Mais brilho, mais luminosidade, mais maciez, mais cor.
- Tenha um *look* boneca.
- Fique bem cuidada e sempre na moda.
- Quem usa, brilha.
- Amenize os "pés-de-galinha" e os "alicates" (linha vertical que vai do ângulo da boca até a narina).
- A limpeza antiidade blinda a pele.
- Conquiste o *look* de seus sonhos.
- Tenha uma beleza bem diagramada.
- Suavize os colares (são as linhas horizontais da pele do pescoço) da idade.

Muitas mulheres querem o poder; por isso querem ter as curvas para explicitar o malicioso, o desejante e o excitante. Elas querem ter as costas magras, silhuetas adelgaçadas, pernas arredondadas e rijas, contornos controlados, seios arrebitados, coxas acentuadas. Querem ter uma bela casca, na qual o tempo porá fim. Afinal, a carne não se sustentará para sempre; ela é efêmera. Quem pensa ter o poder por meio do corpo, na velhice ficará desprovido de tudo. O prazer na aparência está fundamentado somente no ter. Ora, a verdadeira beleza não se pode possuir. Quem insiste por toda a vida em possuir a beleza, certamente sofrerá a falta, a dor da perda.

Enquanto muitas mulheres viverem fingindo não envelhecer, continuarão investindo pesado na camuflagem. Estarão tão bem escondidas que nunca poderão encontrar a si mesmas. Sempre estamos em busca de algo que vai além da aparência, mas se não aprendermos o verdadeiro valor da beleza, nada encontraremos. O que poderá ser descoberto na superficialidade da pele? Coisa alguma. Muitas pessoas não costumam valorizar o autoconhecimento porque ele não pode ser comprado nas farmácias. E uma vez que ele não pode ser comprado, o melhor mesmo é remendar o rasgado. Já que o mundo é dilacerante e efêmero, é bom aproveitar os prazeres que ele fornece. A poeira, no entanto, acaba sendo empurrada para debaixo do tapete. Ninguém precisa ver o que não se quer; se o bonito é para ser exibido, o feio deve se esconder.

Carl G. Jung escreveu: "Aquilo que não fazemos aflorar à consciência aparece em nossas vidas como destino." Não devemos abandonar a nós mesmos durante a juventude em prol de modelos de uma beleza efêmera. Cuidar da aparência para estar bem socialmente é importante; porém, ainda mais importante, é saber quem é o personagem principal do espetáculo. Se ao longo do tempo a pessoa não aprender a cuidar de si mesma, por estar preocupada somente com o que pode ser visto, não terá formado suas principais referências que a sustentem na velhice. Uma pessoa sem referência é também uma pessoa sem direção. Aquilo que foi mascarado durante a juventude virá à tona na velhice. A pessoa terá de dar conta de seu personagem, abandonado durante toda a história.

A história do nariz de Dalva

Dalva era uma mulher vaidosa e nunca havia recebido elogios de beleza. Justificava-se por ter um nariz muito comprido, com uma estranha protuberância na ponta. Queria evitar que as pessoas o vissem, pois tinha vergonha de exibir o seu "defeito", como ela denominava.

Com o tempo, Dalva se acostumou com sua aparência, e parecia que as pessoas não se interessavam em olhar para ela. De um lado era bom, porque assim ninguém se deparava com a feiúra do seu nariz, por outro, era ruim, porque ninguém conseguia ver quem ela era. Enquanto isso os elogios caíam em cima da irmã mais velha, sempre admirada pela beleza e inteligência. A irmã era secretária em uma empresa de transporte, numa época em que poucas mulheres podiam trabalhar.

Quando criança cansou de escutar os pais dizerem que a irmã era uma menina inteligente e bonita e que, sendo assim, conseguiria "ir longe". Dalva, tentando esconder a inveja que tinha da irmã, a elogiava também. Mas no fundo queria ser como ela. O que Dalva não sabia era como proceder, pois não almejava se esforçar para ser uma mulher independente. Ela queria mesmo era casar e ter filhos.

Não foi fácil arranjar um marido, mas como morava em uma cidade pequena do interior, onde havia poucas opções, ela acabou encontrando João Martinho, um homem trabalhador e honesto. Eles se conheceram na festa de casamento da prima. Ela nunca esquecera o momento em que João se aproximou para convidá-la para dançar. Ela ficou atônita. Não podia imaginar que algum dia alguém fosse convidá-la para dançar. Dalva adorava dançar, tanto é que passava as tardes sonhando acordada, abraçada com uma vassoura como se fosse o seu par. Ela era alegre e divertida, e nunca abandonou o desejo de estar junto ao seu príncipe. Mas isso era somente um daqueles devaneios tolos de menina de interior. Porque sonhar era mais simples do que encontrar alguém de fato.

Naquela noite quando dançava com João, sentiu uma forte atração e ao mesmo tempo um medo de ser olhada de frente; não queria que o seu nariz atrapalhasse. Ele poderia se sentir mal ao olhar o nariz de perto. Ela não podia escondê-lo, teve de contorcer para desviar o rosto e não deixar o nariz apontado para ele. Mas parecia que João não estava interessado em seu nariz, havia a dança a embalar as cinturas naquela noite. E só sobrava movimento na parte de baixo. Tanto é que ela ficou perplexa quando João a pediu em namoro. Naquela época era assim, primeiro o homem pedia em namoro, para depois se aproximar com carícias. Ela corou, e sem saber como responder disse apenas "talvez". Ele então deu um sorriso, enquanto a música terminava, e eles retornavam à mesa.

João não era muito romântico como o príncipe idealizado por ela, mas tinha seu charme. Eles começaram a namorar e decidiram se casar. Ela ficou muito feliz, mas ao mesmo tempo preocupada porque ele nunca havia falado do nariz dela. Dalva queria saber a opinião dele, mas tinha receio de ele dizer que o nariz era feio, então resolveu se calar. Quem sabe quando tivessem mais intimidade?

Casaram-se e tiveram três filhos. Ela trabalhava em casa enquanto ele tinha de viajar a negócios. Quando ele a convidava, eles viajavam juntos, mas era raro. Ela estava feliz com os filhos e agora tinha coisas mais importantes para se preocupar. Achava que tinha se livrado de vez do fardo da feiúra de seu nariz, mas foi difícil para ela conviver com a dúvida, se o marido ficava incomodado com o nariz dela ou não.

 Certa vez, logo após o jantar, eles conversavam sobre trivialidades, e já que o clima era tranqüilo, Dalva teve coragem de perguntar a opinião de João sobre o nariz dela. Ela sempre quis saber o que ele pensava e naquele dia teve coragem de perguntar: "Você acha o meu nariz feio?". Ele estava distraído acendendo um cigarro e disse não ter entendido a pergunta. Ela repetiu de outro modo, "O que você acha de meu nariz?". João, sem olhar para ela, respondeu: "Que nariz?". Ela ficou confusa, pois parecia que ele nunca havia notado o tamanho absurdo do "defeito", e teve receio em repetir a pergunta, porque ele poderia finalmente olhar e reparar que se casara com uma mulher feia. Porém, não tinha volta, agora ela tinha de retomar a conversa. Ela se muniu de coragem e lançou: "Você nunca notou que o meu nariz é feio e grande demais?". Ele se virou, e apagando o cigarro no cinzeiro, se aproximou do nariz de Dalva. Ela ficou congelada, não podia se mexer, aquele era o momento de decisão. Ele poderia recusar uma mulher de nariz farto e ir em busca de narizes mais elegantes. Ele foi chegando cada vez mais perto de Dalva e deu-lhe um beijo na ponta rechonchuda do nariz infeliz. Ela ficou ensimesmada, sem movimento. Ele disse estar cansado, pois já era tarde. Ela recolheu as sobras do fim do dia e foram para a cama. Naquela noite tiveram a melhor relação sexual de todos os tempos.

 Dalva nunca mais se esqueceu daquela noite. João nunca disse com palavras que a amava, mas não era necessário. Ela não poderia ter uma declaração de amor maior do que aquela. Foram dias de tanta felicidade que ela deixou de se preocupar com o nariz. Ele ficou no passado, esquecido no fundo do baú das lembranças.

Dalva e João envelheciam e os filhos também. Um a um foi se casando, saindo de casa e tendo seus próprios filhos. Ela e o marido estavam agora sozinhos, mas felizes. Até o dia do fatídico diagnóstico de câncer de João. O mundo parecia ter outro colorido. Dalva nunca se sentira tão só. Ela sabia que a morte de João estava próxima, não tinha jeito. E assim ocorreu. Ela, sem rumo, readquiriu suas forças para continuar. Os filhos queriam que ela fosse morar com eles, mas ela recusou.

Aos poucos Dalva foi perdendo o ânimo e queria ficar em silêncio. A motivação foi se dissolvendo nos dias, e ela não tinha mais interesses em estar com as pessoas. Ela só tinha contato com os filhos. Quando os amigos ligavam para saber como ela estava, fingia estar bem. Assim, foi perdendo também a força física e tendo dificuldades para andar. O coração já anunciava fraqueza, e o ar parecia faltar quando levantava da cama. Cada dia era um desafio. Ela não queria morrer, mas também não tinha vontade de viver.

Desde então Dalva recusou a se olhar no espelho. Não se preocupava com a aparência, pois não tinha mais a quem agradar. Um dia ela coçou o rosto e o feriu, e teve de olhar para ver o que tinha acontecido. Quando ela se viu no espelho, tomou um susto: o seu nariz estava enorme. Ele voltara a ser feio como na adolescência, só que agora era muito maior devido ao envelhecimento ou mesmo porque ela havia desacostumado com a própria imagem. Não queria que ninguém a visse daquela maneira e resolveu ficar isolada no quarto, evitando que os netos fossem vê-la com receio de assustá-los.

 O nariz que um dia foi exorcizado pelo beijo encantado de João havia retornado para assombrá-la. Ela não tinha mais chances senão escondê-lo das pessoas. Não queria tocar no assunto com ninguém. Resolveu colocar um pano preto no espelho do banheiro, porque nunca mais queria se olhar. A partir daquele momento estava fechada nela mesma.

 Dalva nunca mais teve coragem de se encontrar. Queria viver apenas na lembrança de um dia ter sido amada por João. Sonhava durante o dia e durante a noite com ele. Nos sonhos eles dançavam e riam de tudo. Eram tão felizes que nada podia ser melhor do que sonhar. Ela ficava contente em saber que ele conseguiu o que nem mesmo ela havia conseguido, que era amar aquele nariz feio e deformado.

 Dalva, de tanto sonhar, desapareceu finalmente do olhar de todos.

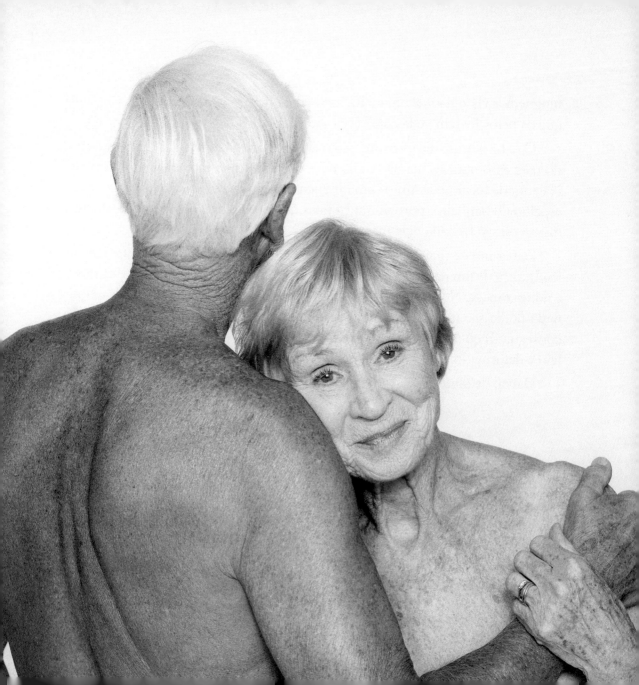

Capítulo VII | O sublime

> Se existe alguma coisa por trás de um rosto, esse rosto melhora com a idade. As rugas revelam personalidade e distinção. Elas mostram que se viveu, que se pode ter aprendido alguma coisa.
>
> Karen de Crow

Quando eu era criança tentava ver a paisagem através da janela do meu quarto e não conseguia. Eu me esforçava para erguer o corpo apoiando as mãos no parapeito, mas sem sucesso. Queria ver o mundo de cima para baixo, mas só conseguia olhar para o céu e as nuvens. Após vinte anos, retornei ao antigo apartamento onde passei toda a minha infância. Foi interessante e emocionante ver como tudo era familiar, ao mesmo tempo diferente. Envelheci e fiquei mais comprido, agora o parapeito da janela estava no mesmo nível da minha cintura, e para olhar tudo lá embaixo tinha de me abaixar para não bater a cabeça na janela. É fácil constatar que estou mais velho, mesmo que ainda não esteja na velhice. Percebo a minha pele mais grossa e resistente do que a suavidade da minha pele infantil. Posso agarrar com mais força e tenho mais capacidade de suportar minhas vicissitudes. A pele engrossa para formar uma couraça de proteção. Se ela fica mais feia, isso é outra coisa. Nem tudo o que é belo é fundamental.

Retornando à visão da janela, refletia sobre como os meus ossos cresceram no decorrer dos anos, ficaram mais longos e pesados, e eu nunca havia pensado nisso antes. A minha estatura era tão maior agora que o apartamento parecia pequeno. Pensava nas noites em que passei com a minha mãe naquele quarto apertado, confessando o grande medo de perdê-la. Ela, com o semblante iluminado pela lua, explicava que quando ela morresse, eu teria a minha família constituída, meus filhos e minha esposa. Sendo assim, a dor da separação seria amenizada. Eu rejeitava ouvir sobre a morte, achava bobagem e triste pensar em não tê-la por perto. Ao olhar para aquela janela, não deixei de constatar que ela estava completamente certa; ela tinha a experiência dos mais velhos, e eu nada sabia sobre o ciclo da vida.

Após o falecimento de minha mãe, a presença dela só é possível no cenário de minhas lembranças. O sofrimento da separação já foi sanado. O meu velho pai, ainda vivo, é muito diferente daquele pai de minha infância, que cheio de força e entusiasmo enfrentava os obstáculos para dar à família o que acreditava ser o melhor, trabalhando como um trator para derrubar as barreiras mais difíceis. Por um instante percebo que estou mais velho, com a mesma idade de meu pai na época em que eu ainda não conseguia olhar através da janela. Agora sou eu a assumir o posto de provedor de minhas filhas, que também envelhecem rápido.

Continuamos a envelhecer porque vivemos. Pela perspectiva da evolução, precisamos estar aptos a enfrentar desafios a fim de preservar os descendentes.

Envelhecer, no entanto, é ser bem-sucedido. Quem não se suceder a cada momento alcançará a estagnação e, conseqüentemente, a morte.

Raramente as pessoas conseguem enxergar beleza no processo de envelhecer porque estão preocupadas com uma nova ruga ou com a gordura acumulada nos quadris ou na barriga ou ainda em conseguir comprar a melhor tintura para cabelos brancos. Infelizmente muitos se contentam com as crostas apenas. Contudo, se pensarmos na dinâmica da mudança, nós verificaremos que estar mais velho pressupõe também ser capaz de olhar de cima, pela da janela, e descobrir novas perspectivas para a vida. Para que eu pudesse alcançar a janela para ver a paisagem desejada, tive de viver alguns anos, e nesse processo de envelhecimento, o meu corpo precisou passar por muitos ciclos de ordem e desordem para finalmente atingir a organização que tenho hoje. O meu organismo se desfez e refez para assim sustentar minha vida. Se a cada ano 98% dos átomos do meu corpo são substituídos, então em vinte anos eu me refiz quase totalmente vinte vezes. Isso significa que foram necessárias 20 pessoas renovadas para eu estar ali presente, em frente àquela janela, para compreender o meu próprio envelhecimento.

Teilhard de Chardin estava certo ao escrever: "O átomo não é mais o mundo microscópico e fechado que talvez imaginávamos. Ele é o centro infinitesimal do próprio mundo" (*O fenômeno humano*. 4. ed. São Paulo: Cultrix, 1999, p. 45). Se o átomo é o centro, um ponto no tempo eterno, uma unidade, então é possível compreender que somos um ponto neste universo. Fazendo referência ao conceito pitagórico de beleza, no qual a harmonia universal é a verdadeira beleza, portanto é virtude, o bem e a divindade cósmica, então poderia dizer que em cada átomo a beleza é revelada. Somos belos porque somos constituídos por átomos, somos belos porque somos um ponto a abrilhantar a dança cósmica.

Por outro lado, ao pensarmos em nosso corpo como uma máquina exuberante, destinada a satisfazer desejos, nós não teremos como fugir da artificialidade da beleza. Seremos sempre máquinas velhas buscando a qualquer preço o *upgrade*.

Felizmente não somos máquinas, somos seres *autopoiéticos*. O termo é definido como a propriedade do organismo em se manter vivo pela constante autocriação de seus componentes. Nossas células são capazes de se auto-renovarem por meio do próprio metabolismo contínuo. Por isso, envelhecer é metabolizar. Do termo *poieses* também se origina a palavra *poesia*. Em síntese, somos belos porque somos criadores da poesia da vida.

Envelhecer é processo de transformação. Nesse processo haverá dissolução da ordem. Um dia nós fomos pequenos, mudamos, e agora somos grandes. Nossa forma será indefinida enquanto continuar a mudança. Vivemos porque existe emoção, um movimento direcionado para fora em busca de uma nova organização. Podemos não ver, achar que tudo está como sempre esteve, mas isso não é verdadeiro, porque estamos neste exato momento mudando de corpo. Se a matéria ora apresenta contornos delimitados, ora vai além dos próprios limites, então seria inadvertido afirmar que ela possua estabilidade e exatidão.

Similarmente, se a beleza é aquilo que imaginamos, e no imaginário somos livres para criar (*poieses*) o fantástico, o maravilhoso e o sublime, então a beleza não pode ser exatidão, medida e definição. A beleza é indefinição porque está no âmbito do imaginário, e nele nunca poderá existir cerceamento. A beleza é sentida e criada no corpo quando ele se transforma pela emoção (movimento). Em resumo, sem emoção não há beleza, porque só sentimos a beleza quando o corpo é mobilizado. Sem movimento inexiste envelhecimento e, conseqüentemente, não pode haver vida.

A verdadeira beleza, contudo, é inefável. Ela está no sentimento da perplexidade. É como ouvir uma linda melodia pela primeira vez cuja sonoridade em si nada diz, porque não é para ser dita. Porém suscita movimento em quem ouve, fazendo-o sentir no corpo a verdadeira beleza, e ao silenciar será possível alcançar o sublime.

ೞ É possível encontrar o sublime no feio

Indubitavelmente a vida é semelhante à beleza delicada de um fractal. Os fractais são desenhos gráficos produzidos por computação, baseado em repetição de uma mesma operação matemática milhares de vezes. A complexidade do viver de nossas células nos dá condições de obter energia e alimento para que possamos nos desenvolver e crescer, e nos manter do jeito que estamos aqui e agora. Pela repetição celular milhões de vezes, ao longo de bilhões de anos, nós fomos agraciados com a capacidade de reverenciar a incrível e incontestável beleza dos padrões tridimensionais de nosso corpo, assim como da compleição das colméias, das formas dinâmicas de relações do nosso ecossistema, enfim, de nossos jardins e de nosso planeta. Afinal cada um de nós é um microcosmo inserido no macrocosmo. Portanto, é um absurdo recusar a nossa importância no cenário evolutivo.

Se não existe beleza sem emoção e, entretanto, podemos contemplar o belo somente quando nos sentimos *motivados*, então a beleza não poderia estar na perfeição. Não existe perfeição que não seja estática. Por isso o uso irrefletido do Botox, que paralisa os músculos da face com o objetivo de minimizar as rugas, está tão em voga. Muitos querem o modelo de beleza perfeita, mas o que esquecem é que só na morte há perfeição.

A vida é dinâmica, portanto, não pode haver equilíbrio e perfeição. Para haver preservação da vida de um organismo tem de existir movimento harmonioso entre suas partes. É no movimento da vida que a desordem (processo criativo) se torna ordem (manifestação). O cosmos se organiza a partir do caos. Podemos pensar então que na feiúra é possível ver o belo, e vice-versa. É por isso que conseguimos ver beleza no rosto enternecedor do monstro Frankenstein, de Mary Shelley, na redenção por meio do amor de Quasímodo, de Victor Hugo, na beleza do amor da Bela e a Fera, do conto dos irmãos Grimm.

Definir a beleza pela ordem e perfeição e a feiúra pela desordem e imperfeição é ter uma concepção muito simplista. O cosmos como perfeição e beleza não pode excluir o feio, pois nele nada pode faltar, tudo faz parte de tudo. No contexto cósmico, beleza e feiúra são apenas momentos de uma dinâmica infinita. Cada parte é importante para manter o todo organizado e belo, correto e bom.

Sinto-me privilegiado por descobrir a beleza em pessoas com mudanças da forma e enxergar o sublime por meio delas. Diversas vezes tive a oportunidade de experimentar o sublime em minhas sessões terapêuticas. Lembro-me de uma velha mulher, desdentada, olhos cobertos de catarata, curvada, cabelos brancos e ressecados. Ela estava acamada em decorrência de uma queda e da fratura do colo do fêmur. Não conseguia andar e já havia desistido de tentar novamente. Quando iniciamos o processo terapêutico, ela não acreditava em mim, porque tinha a crença de que era velha demais para ter esperança. Algum tempo depois, ela se colocou de pé e iniciou os primeiros passos após longos anos de estagnação. Ela sorriu e no seu rosto havia um brilho de intensa beleza. Aos poucos as

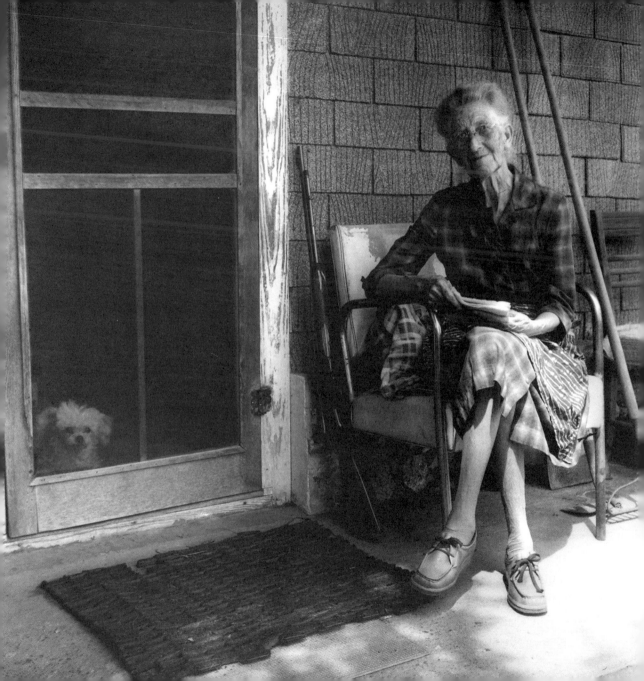

dores e o sofrimento abandonavam o corpo, e a feiúra se dissolvia. Ela também foi modificando suas intenções; decidiu fazer a cirurgia de catarata, colocou uma prótese dentária, os cabelos agora eram brancos e vivos, o corpo alcançou a verticalidade. Esse é um exemplo de como é preciso que compreendamos que a beleza é contextual.

Ela, enquanto sofredora, era feia. Entretanto, ao sentir a vida, a ação, a emoção, a expressão bem-sucedida, conseguiu lograr a beleza da forma, pois a beleza estava na sua integridade. Então, aos poucos, ela resgatou a dignidade e passou a ser respeitada e admirada.

O que é íntegro, sem dúvida, tem proporção e, por conseguinte, tem beleza. Ao me relacionar com essas pessoas mais velhas e doentes, observo mudanças radicais na estética delas quando iniciam o processo de reintegração corporal.

❧ Beleza não é fundamental

O sofrimento das pessoas é grande quando a única intenção delas é perseguir o modelo da beleza perfeita. Quantas mulheres não sofrem ao mutilarem o próprio corpo para ter somente uma imagem parecida com o da modelo das capas de revista? Talvez elas nunca tenham parado para pensar que a imagem da capa é virtual apenas e que nunca poderão ser quem elas não são. A imagem da beleza é inalcançável até mesmo para a modelo profissional que foi fotografada.

Quantas vezes, para parecerem bonitas, elas têm de padecer em cima dos saltos de seus sapatos altos, deformando a anatomia dos pés? Deformidade é sinônimo de feiúra, portanto pés deformados são pés feios. Verifico constantemente que a pele dos pés de mulheres mais velhas é rígida e ressecada, com deformidades que geram desequilíbrios posturais e incapacidade para caminhar livremente. Ninguém quer ser tolhido no seu ir e vir, mas as conseqüências da perseguição pela beleza por toda a vida se mostram mais claramente na velhice, e muitas mulheres acabam acusando a idade por suas deficiências. Envelhecemos conforme vivemos.

Quantas vezes uma mulher teve de se enfeitar para ser ouvida, teve de se maquiar para não parecer invisível, teve de passar um tempo enorme na frente do espelho, passando cremes por etapas, para não se sentir incorreta sem eles? Esse é o problema maior com relação à armadilha dos reclames da beleza. Sentir-se feia gera lucro para a indústria da beleza. Por isso, nunca se ouvirá elogios às rugas, porque as rugas não matam, mas engordam os bolsos dos fabricantes de cremes antiidade.

Quantas vezes homens e mulheres tiveram de ir para as academias de ginástica a fim de terem carnes firmes? Desde o século XVIII até os nossos dias, o modelo de beleza do corpo se instaura na imagem da firmeza física, no reforço das fibras, nos tônicos a evitar fraqueza, nos manuais contra a preguiça, no perigo do "relaxamento". A delicadeza se torna prejudicial à beleza. É preciso torturar a carne para endurecê-la. É preciso lutar contra o esgotamento e a decadência do corpo.

Quantas vezes as mulheres se "espremeram" para acabar com a maldição da celulite, como se fosse um câncer de pele a corroer a dignidade? O *outdoor* afirma: "não existe mulher feia, e sim malcuidada". A celulite nasce de um efeito do olhar: grânulos de nodosidade perceptíveis nas mulheres como casca de laranja. O que não é liso é feio.

A luta contra a celulite surgiu na década de 1930, após o olhar curioso do médico francês Louis Alquier. Antes de ele descobrir os depósitos granulosos que nenhum mal faziam à saúde, não existia problema e tampouco sofrimento. Todavia, com uma bela pitada de pimenta da Revista *Vogue*, a celulite se transformou em inimiga pública nº 1 das mulheres. A partir daí o grande mal precisou ser atacado. Surgiram arsenais de técnicas contra a celulite: exercícios, drenagens, dietas de emagrecimento, ventosas de sucção, roletes, choques elétricos, chicotadas massageadoras e muito mais.

❧ O paradigma da libertação

A escravidão da beleza dói muito, mas como se libertar dela? Instaurando um novo paradigma, uma nova forma de pensar. Tudo parte de nossos conceitos para depois percebermos o nosso mundo. Não adianta pensar que ao evitar pronunciar as palavras *velhice, envelhecimento, velho* nós estaremos livres do ciclo da vida. Somos e seremos sempre velhos de alguém, mesmo maquiados.

A beleza e a feiúra são conceitos relativos. Sendo assim, a nossa aparência não tem a menor importância se nós nos sentirmos bonitos. Como vimos, determinar uma regra fixa de beleza é impossível. Portanto, não precisamos mutilar o nosso corpo por meio de cortes na carne, mas sim transformar as regras da beleza. Afinal, a feiúra na verdade é o sofrimento, aquilo que dói, e ninguém poderá alcançar a beleza pela dor, somente pelo prazer. Sentir dor para obter a beleza é uma contradição.

Então seremos belos quando deixarmos de ser um corpo de vitrine para deleite dos outros; quando percebermos que somos livres para ter o corpo que quisermos, sem esperar aprovação de fora, pois o importante é estarmos bem em nossa própria pele; quando usarmos nossas roupas, nosso rosto e nosso corpo como forma de expressão sincera; quando o nosso amor-próprio for forte o suficiente para que nenhuma propaganda de cosmético seja capaz de abalá-lo; quando compreendermos que o envelhecimento não solapa os interesses sexuais, e que para ser atraente não é preciso permanecer jovem; quando deixarmos de ter um corpo bidimensional para o prazer alheio para ter um corpo tridimensional repleto de história viva; quando fizermos o caminho de volta para dentro de nós mesmos e descobrirmos o prazer de despirmos a vergonha e o narcisismo; quando festejarmos a nossa individualidade e percebermos o sublime em nossa individualidade; quando percebermos o desperdício do consumo material desenfreado e tirarmos proveito duradouro do que possuímos; quando deixarmos de considerar o corpo como um amontoado de imperfeições e aguardar o envelhecimento com expectativas positivas – porque o corpo, independentemente do tempo, será sempre preciso; quando soubermos que somente o verdadeiro e desinteressado amor poderá nos preencher por toda a vida.

Se lograrmos esse amor, mesmo na velhice, continuaremos a radiar beleza. Não tenhamos dúvida de que o sol que esquenta a rocha durante todo o dia, a manterá aquecida ao anoitecer.

CRÉDITO DAS IMAGENS

Pag 06 © Hans Neleman/Stone +/Gettyimages
Pag 15 © G. Baden/zefa/Corbis
Pag 16 © Solus-Veer/Corbis
Pag 28 © Claire Artman/zefa/Corbis
Pag 33 © Andrea London/Solus-Veer/Corbis
Pag 38 © Julie Lemberger/CORBIS
Pag 44 © Darius Ramazani/zefa/Corbis
Pag 48 © Marvy!/CORBIS
Pag 53 © Darius Ramazani/zefa/Corbis
Pag 60 © G. Baden/zefa/Corbis
Pag 64 © Duncan Smith/Corbis
Pag 71 © Ingolf Hatz/zefa/Corbis
Pag 78 © Ed Kashi/Corbis
Pag 82 © Andrew Hobbs/Stone/Gettyimages
Pag 87 © Condé Nast Archive/CORBIS
Pag 90 © A. Inden/zefa/Corbis
Pag 94 © Darius Ramazani/zefa/Corbis
Pag 97 © Buzz Bailey/The Image Bank/Gettyimages
Pag 102 © Juergen Effner/dpa/Corbis
Pag 108 © Mark Lewis/Stone/Gettyimages
Pag 130 © Simon Winnall/The Image Bank/Gettyimages
Pag 137 © William Coupon/Corbis

Qualquer livro do nosso catálogo não encontrado nas livrarias pode ser pedido por carta, fax, telefone ou pela Internet.

Rua Aimorés, 981, 8º andar – Funcionários
Belo Horizonte-MG – CEP 30140-071

Tel: (31) 3222 6819
Fax: (31) 3224 6087
Televendas (gratuito): 0800 2831322

vendas@autenticaeditora.com.br
www.autenticaeditora.com.br

Este livro foi composto com tipografia Baskerville Book e Baskerville MT e impresso em papel Offset 90g na Geográfica Editora.
